2度のがんから
私を救った
いのちのスクワット

東京大学名誉教授
石井直方

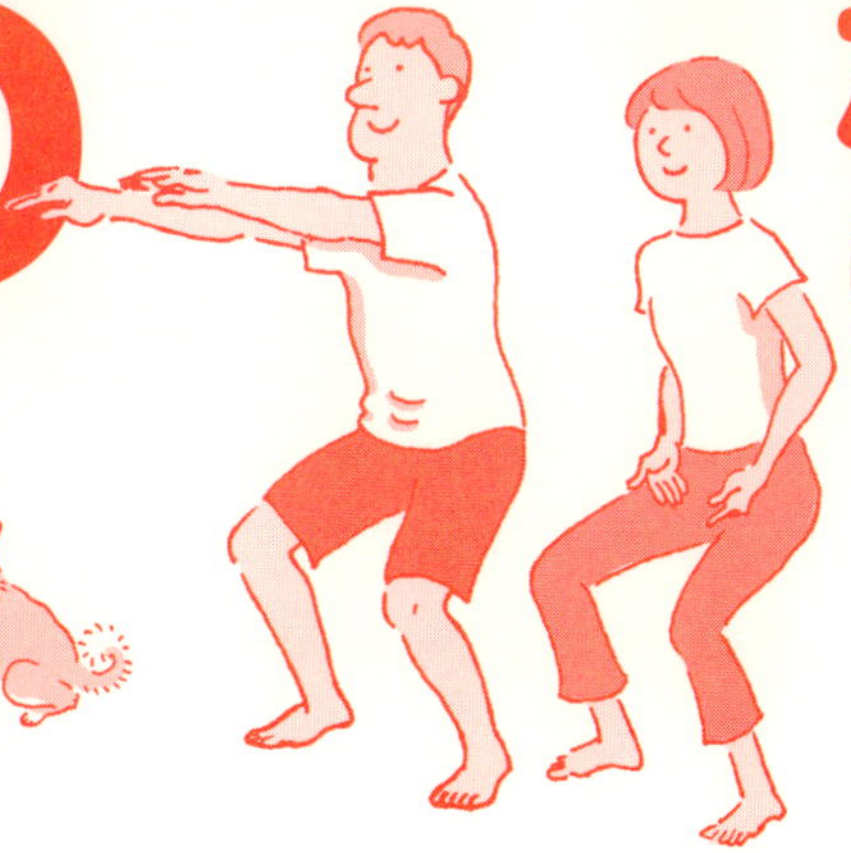

マキノ出版

はじめに

二種のがんをたて続けに体験

最初のがん宣告を受けたのが、２０１６年の初夏。その年の5月頃から、夜ごと39℃台の熱の出る日々が続いていました。

仕事が立て込んでいたため、医者にもかからず解熱剤でごまかしていましたが、6月に入ったある日、体中の筋肉がけいれんし、動けなくなりました。近所の病院の救急を受診し、おなかと肺に４ℓの水がたまっていることがわかりました。

後日、東京大学医学部附属病院に移り、精密検査を受けると、「悪性リンパ腫」（ステージ４※）と診断されました。

※がんの進行の程度を示す数字で、進み具合によって１〜4に分かれる。悪性リンパ腫のステージ４は、がん化したリンパ球がリンパ節以外の臓器に広範に広がった、いわゆる末期の状態

大学が夏休みに入るまで待ち、治療が始まりました。

主な治療は、「分子標的薬と抗がん剤による治療」「自己の骨髄造血幹細胞《こつずいぞうけつかんさいぼう》の採取」、そして最終的に「抗がん剤の多量投与」と「骨髄造血幹細胞自家移植《じかいしょく》」までを行うというものでした。

半年にわたる3回の入院を経て、なんとかがんを克服することができました。


大学に戻り、研究生活を再開しましたが、予後も良好で悪性リンパ腫の根治も見えてきた矢先の２０２０年の夏の終わり、突然黄疸《おうだん》が出ました。

調べると、再びがんが見つかりました。今度は、「肝門部胆管《かんもんぶたんかん》がん」（ステージ２～３）。悪性リンパ腫とはおそらく無関係で、新たに発生したがんでした。

胆管は完全に塞がっていましたが、幸運にも外科手術によって根治を目指すことが可能と診断されました。肝臓の右側3分の2を切除。あわせて、肝外胆管は肝門部から膵管《すいかん》との合流部までを胆のうとともに切除し、小腸を用いて胆管を再建しました。

同年11月退院。幸いにも経過は順調で、２０２１年に入ると、大学に戻ることができました。その後も体に変調はなく、仕事を続けることができています。

いのちを守るためのスクワット

　この二度の闘病生活の間、私は入院中もスクワットを行ってきました。

　正確にいえば、スクワットを始めたのは悪性リンパ腫の1回目の入院生活ののち、体力の衰えを実感してからのことになります。77〜78kgあった体重は、がんによって一時は63kgまで激減しました。とりわけ筋肉が落ちて、それまでに鍛えてきたものを全部なくした感覚でした。

　自身の衰えに愕然《がくぜん》とし、このままではいけないと、その後の入院生活や二度目のがんの手術前後にも、病室や無菌室で、体を動かせる機会があれば、スクワットを続けてきたのです。


　2つのがんをなんとか乗り越えて、平穏な日々がようやく戻ってきました。

　いま振り返ると、こうして元気で生きていられるのは、第一には主治医の先生をはじめ多くの医療スタッフのかたがたの最適な治療と支援のおかげですが、これまで培ってきた体力・筋力がもうひとつの大きな要因になっていると感じます。

若い頃はボディビルダーとしても世界選手権に出ましたし、その後も体を鍛え続けてきました。その貯金（貯筋）がものをいったのでしょう。

本書の打ち合わせの最終段階で、担当編集者から、「今回の本のタイトルは『いのちのスクワット』ではいかがでしょうか？」との提案を受けました。

なるほどと思いました。私の行ってきたのは、まさに「いのちを守るスクワット」だな、と。

私は半生をかけて筋肉研究に打ち込んできました。人からは、いつしか「筋肉博士」と呼ばれるようになりました。

最新の研究で、がんを移植したネズミの寿命が筋肉によって左右されるという実験があります。

がんを移植したネズミは、そのままにしておけば筋肉がみるみる萎縮して死んでいきます。しかし、筋肉を増強する薬物を与えて筋肉が減らないようにすると、ネズミの寿命は著しく延びました。つまり、がんになっても、筋肉をしっかり維持できれば長生きできる可能性があるのです。まさに筋肉はいのちに直結するというわけです。

このような研究があることも知っていたので、入院中も筋肉を少しでも落とさないようにしようというモチベーションが持続しました。

実際に、入院中のスクワットは、まさしく私のいのちを支え続けたといってもいいすぎにはならないと思います。

こうした私自身の経験が、同じような境遇に陥るかもしれないかたがたにとっても助けとなるのではないか。

本書に私自身のがん体験を詳しく書かせていただいたのも、読者にとって少しでも参考になることがあればという思いからでした。２人に１人ががんになり、３人に１人ががんで亡くなる時代に私たちは生きているからです。

筋トレは人を支え、人類を守るための知恵

しかし同時に、本書ではがんは脇役にすぎないということを最初に強調しておかなければなりません。

「人生100年時代」といわれるように、この超・超高齢社会を、健やかに、そして活動的に生き抜くための有力な手立てとして、私は常々、筋力トレーニング（筋トレ）の重要性をお伝えしています。

最近のラジオ番組のインタビューで、「石井先生にとって、筋トレとは何ですか」と、真正面から聞かれたことがありました。

私はそのとき、

「筋トレとは、人類の存在を守る知恵です」

と答えました。

世の中が便利になると、生活のために筋肉を使う必要がなくなってきます。しかし、そのまま筋肉を使わずにいると、筋肉はどんどん衰え、やがて健康上のさまざまな不都合が生じます。これは人類社会の抱える矛盾のひとつといえます。かといって、昔の不便な生活には戻れません。そこで、筋トレで「賢く」筋肉を維持しようというわけです。

加齢により、あるいは、ふだんの生活習慣の影響によって、私たちは遅かれ早かれ老いや多くの疾患と向き合わなくてはならなくなります。

その日そのときを念頭に置いて、人を支えるための大切な知恵として、みなさんに「スロースクワット」をお勧めしたいのです。


スロースクワットは、ゆっくり行うスクワットです。

マシンやダンベルなどの器具を使わない、自重《じじゅう》で行う筋トレにはいろいろありますが、なかでも自重スクワットは最も代表的な筋トレです。老若男女を問わず勧められるものです。


筋肉の量は、30歳頃がピークと考えられます。その後は加齢によってしだいに減っていきます。そして、80歳になる頃には、太ももの筋肉はピーク時の半分にまで減ってしまいます。

スクワットは、こうした加齢による筋肉の衰えに抗して、若々しい体を保ち続けるための最も有力な手段といえるでしょう。

壮年期のうちに始めるなら、これからの加齢による減少に対してしっかり備えることにつながります。

あまり運動をしてこなかったというかたや、体力に自信がないというかたも、心配いりません。本書で紹介するスロースクワットなら、体力別になっているのでどなたでもできます。

高齢のかたにとって、筋トレを始めるのに遅すぎるということは決してありません。筋トレは、いくつになっても始めることが可能で、いくつになっても効果をもたらします。70歳になっても、80歳になっても。90歳代のかたも決して例外ではありません。

実際、私たちの研究でも、80歳すぎの高齢者が筋トレによって筋力を高めるだけでなく、筋肉を増やせるという結果が出ています。

しかも、筋トレは、筋力や体力を保ち続けるために役立つだけではありません。最新研究によって、いままで知られていなかった筋肉の機能が解明されつつあります。さまざまなホルモンの分泌を促す、糖尿病を中心とした生活習慣病の予防・改善に役立つ、筋肉自体が多くのホルモン様の物質を出して、認知症やがんを予防するなどです。

安全で効果があり誰でもできる「スロースクワット」

がんの治療中、私が病室や無菌室で行っていたスクワットも、スロースクワットでした。スロースクワットは、「スロトレ」方式で行うスクワットです。スロトレとは、スロートレーニングの略で、私の研究室で開発した「ゆっくり動き続ける筋トレ法」のこと。ゆっくり行えば、軽い負荷（最大筋力の30％程度）でも、効率よく筋肉を鍛え増やせることが、私たちの研究で明らかになっています。

しかも、ゆっくりした動きなので安全性が高く、関節を痛めたり、血圧の急上昇を引き起こしたりするリスクがきわめて低く、体力に自信のないかたや高齢者をはじめ、どなたでもできます。

スロースクワットは、人生１００年時代を健やかに生き抜くために、私たちのいのちと健康を支えてくれる知恵である。私自身、そのように自負しています。

東京大学名誉教授　石井直方

もくじ

2度のがんから私を救った
いのちのスクワット

第1章
がんになって筋肉の偉大さを再認識

第2章 体力別「スロースクワット」のやり方

第3章 100歳まで動ける足腰になるには「スロースクワット」が一番！……79

第4章 筋肉は体を支える土台！鍛えれば糖尿病、がん、認知症を退治！

第5章 がんサバイバーになって気づいたこと、考えたこと……125

ブックデザイン
カバー●ニクスインク（二ノ宮匡）
本文●鳴島幸夫
イラスト●細川夏子
写真●菅沢健治
モデル●平田佳奈
ヘアメイク●木村三喜
図版●田栗克己
構成●速水千秋
編集●岩崎裕朗

いのちを守る「スロースクワット」は最強！

❶軽い負荷（最大筋力の30％程度）なのに、
高強度の筋トレのような効果

❷ゆっくりした動き（4秒＋4秒）なので、
安全性が高い

❸多くの筋肉が鍛えられ、優れた健康効果

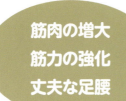

筋肉の増大
筋力の強化
丈夫な足腰

肥満、糖尿病、
認知症、がん、
免疫力

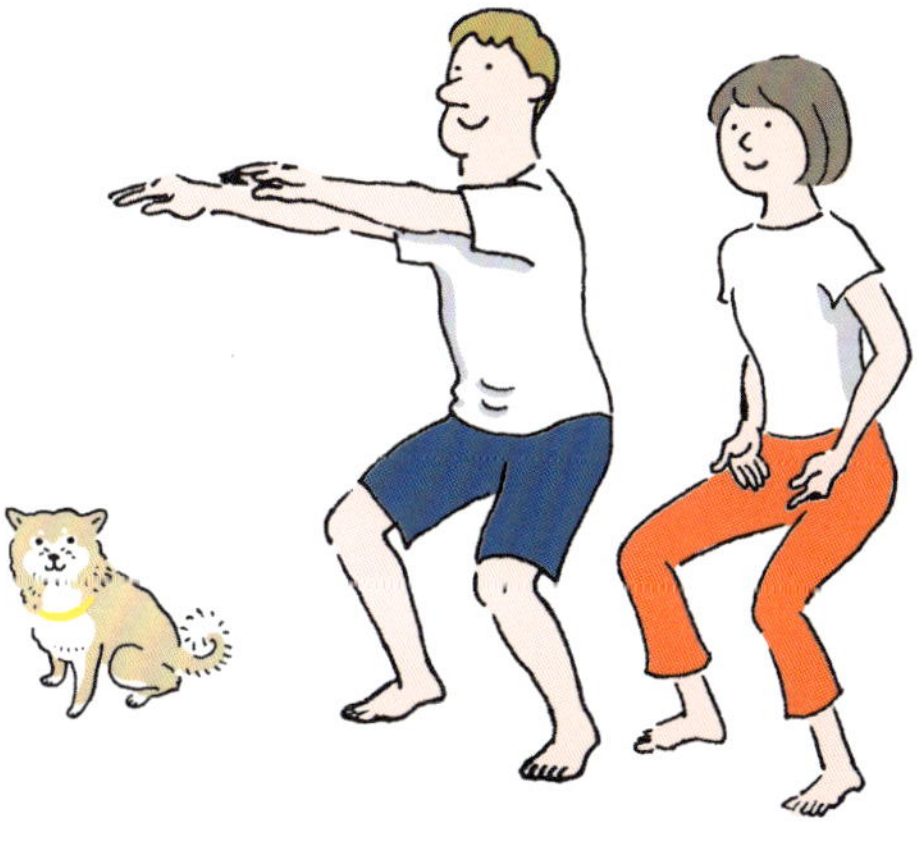

基本の「スロースクワット」のやり方

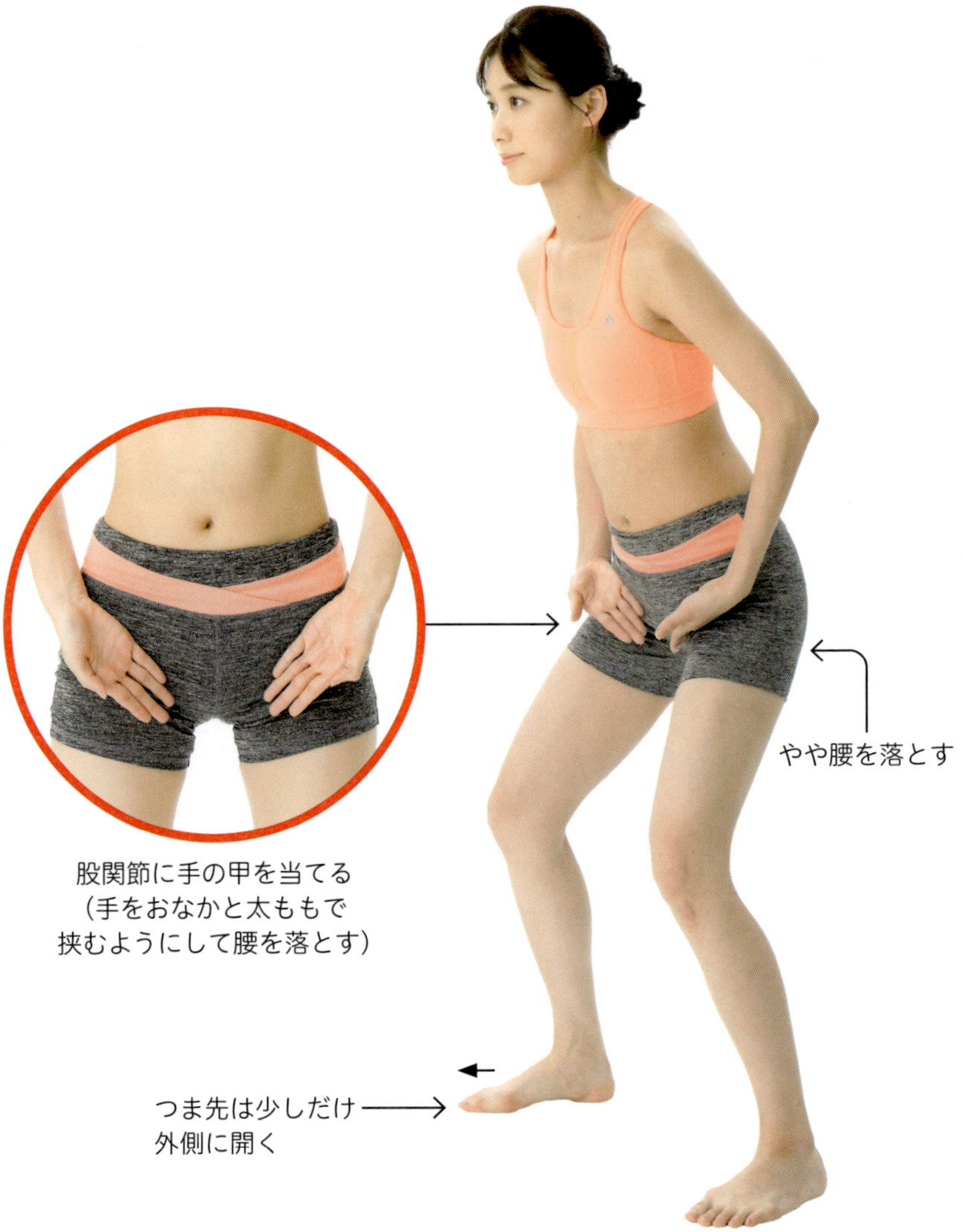
やや腰を落とす
股関節に手の甲を当てる
（手をおなかと太ももで
挟むようにして腰を落とす）
つま先は少しだけ
外側に開く

1 足を肩幅に開き、
股関節に手を当てて、やや腰を落とす

1日3セットを
週に2～3回

※2～3を5～8回繰り返して
1セット

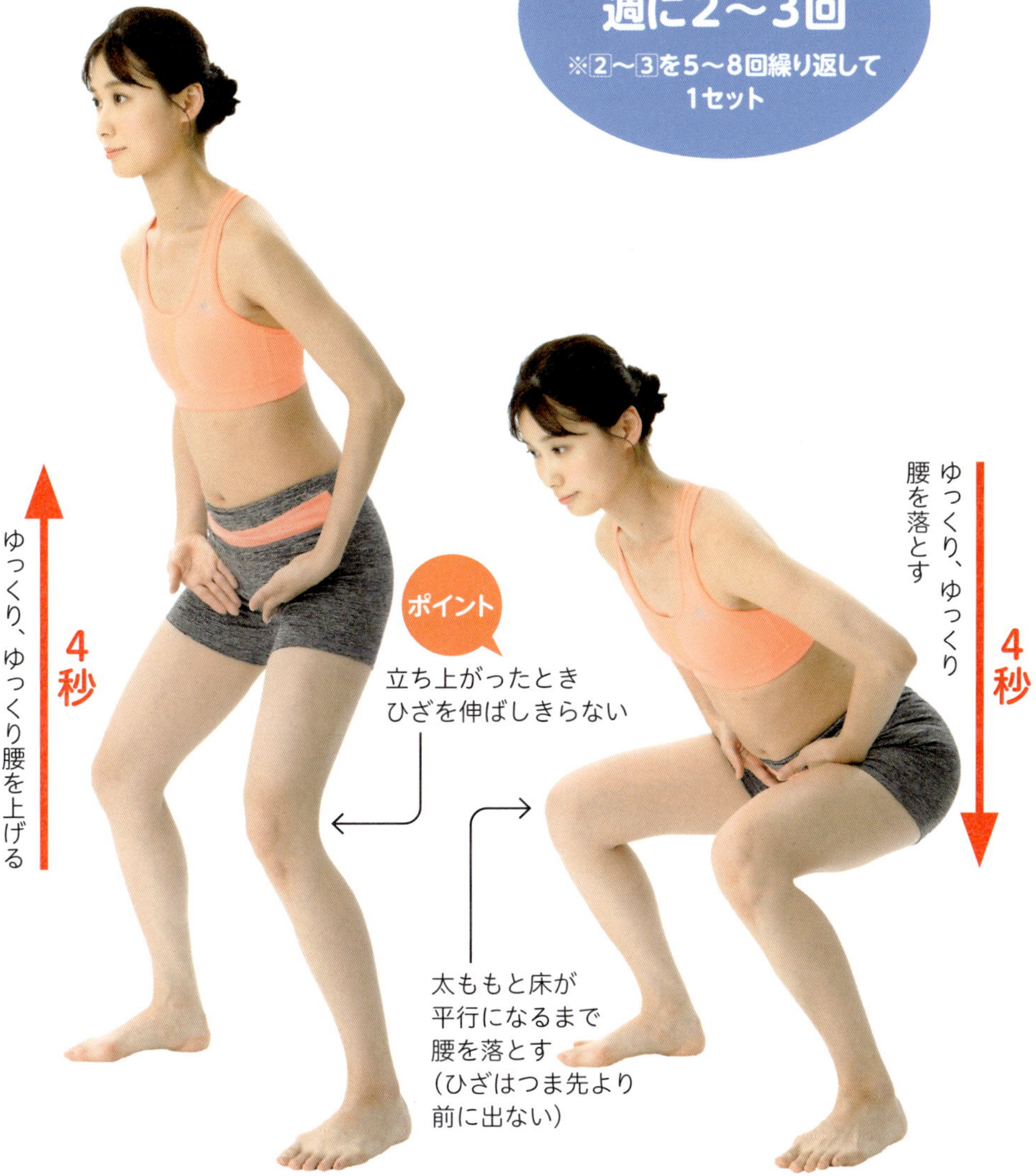
4秒
ゆっくり、ゆっくり腰を上げる
ポイント
立ち上がったとき
ひざを伸ばしきらない
太ももと床が
平行になるまで
腰を落とす
（ひざはつま先より
前に出ない）
ゆっくり、ゆっくり
腰を落とす
4秒

3 ゆっくりと４秒かけて
立ち上がる

2 ゆっくりと４秒かけて
腰を落としていく

→詳細は60ページ

体力に自信がない人の「スロースクワット」のやり方

1日1セットから
週に2～3回

※2～3を1～3回繰り返して1セット。
まずは1日1セットから始める

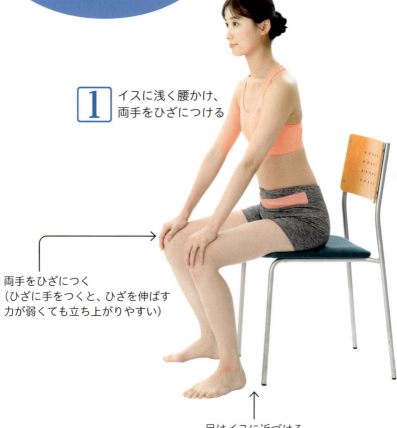

1 イスに浅く腰かけ、
両手をひざにつける

両手をひざにつく
(ひざに手をつくと、ひざを伸ばす
力が弱くても立ち上がりやすい)

足はイスに近づける

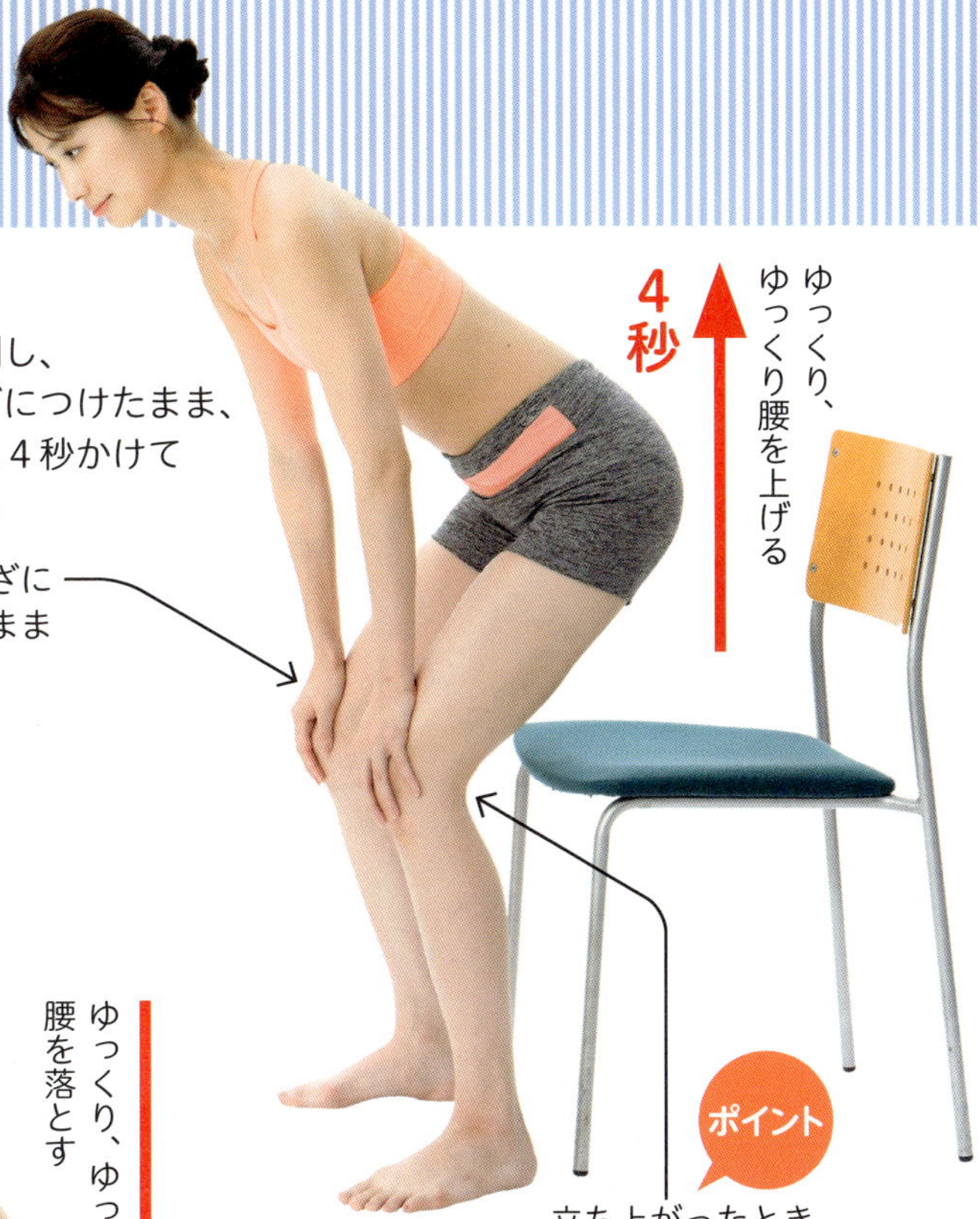

2 体を前に倒し、
両手をひざにつけたまま、
ゆっくりと４秒かけて
立ち上がる

ゆっくり、
ゆっくり腰を上げる

4秒

手はひざに
つけたまま

ポイント

立ち上がったとき
ひざを伸ばしきらない

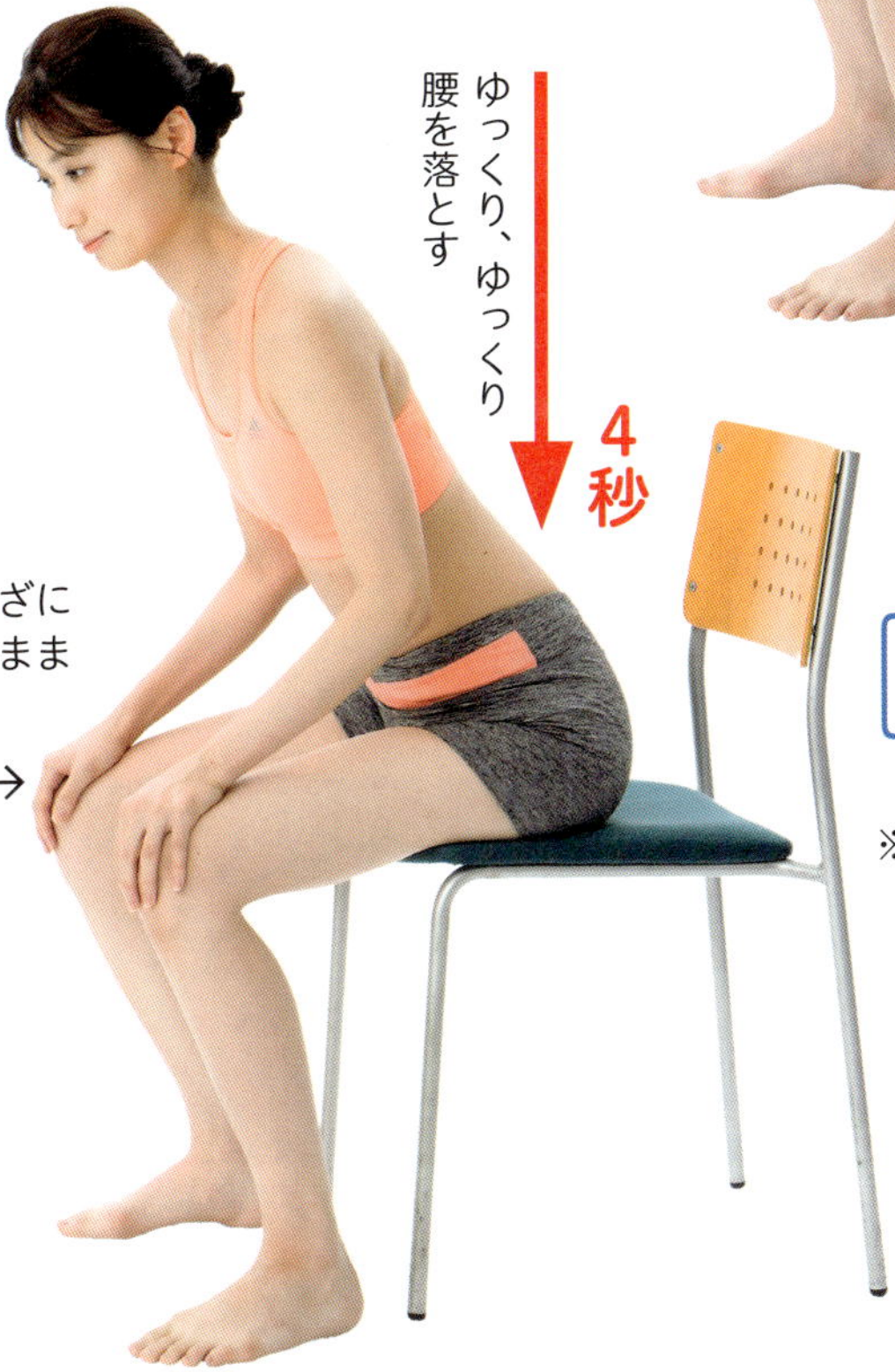

ゆっくり、ゆっくり
腰を落とす

4秒

手はひざに
つけたまま

3 ひざに手をついたまま、
ゆっくりと４秒かけて
腰を落としていく

※3で、腰を下ろしたら、座りこまず、すぐに立ち上がるのがベスト

→詳細は66ページ

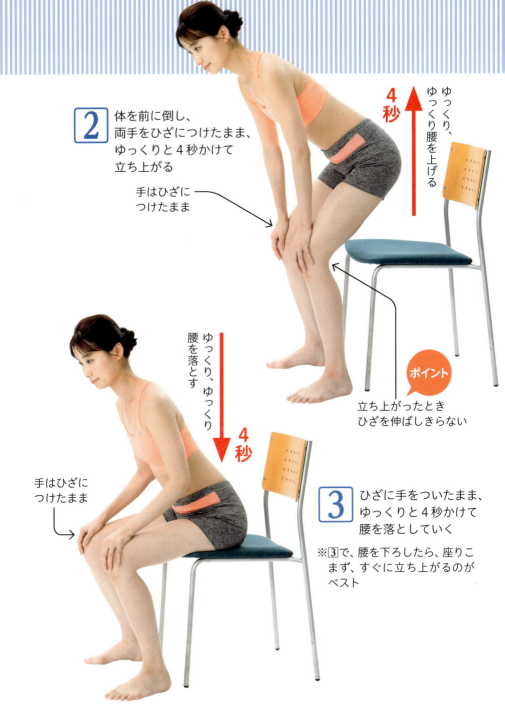

ひざ・足首に不安がある人の「スロースクワット」のやり方

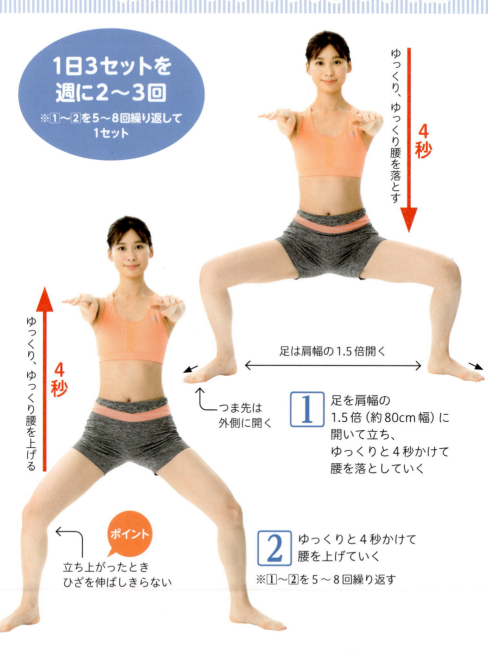

1日3セットを週に2〜3回

※1〜2を5〜8回繰り返して1セット

1 足を肩幅の1.5倍（約80cm幅）に開いて立ち、ゆっくりと4秒かけて腰を落としていく

2 ゆっくりと4秒かけて腰を上げていく

※1〜2を5〜8回繰り返す

→詳細は72ページ

上級者の「スロースクワット」のやり方

1日3セットを
週に2〜3回

※1〜2を5〜8回繰り返して1セット
※3セット終えたら、足を前後逆にして同様に繰り返す

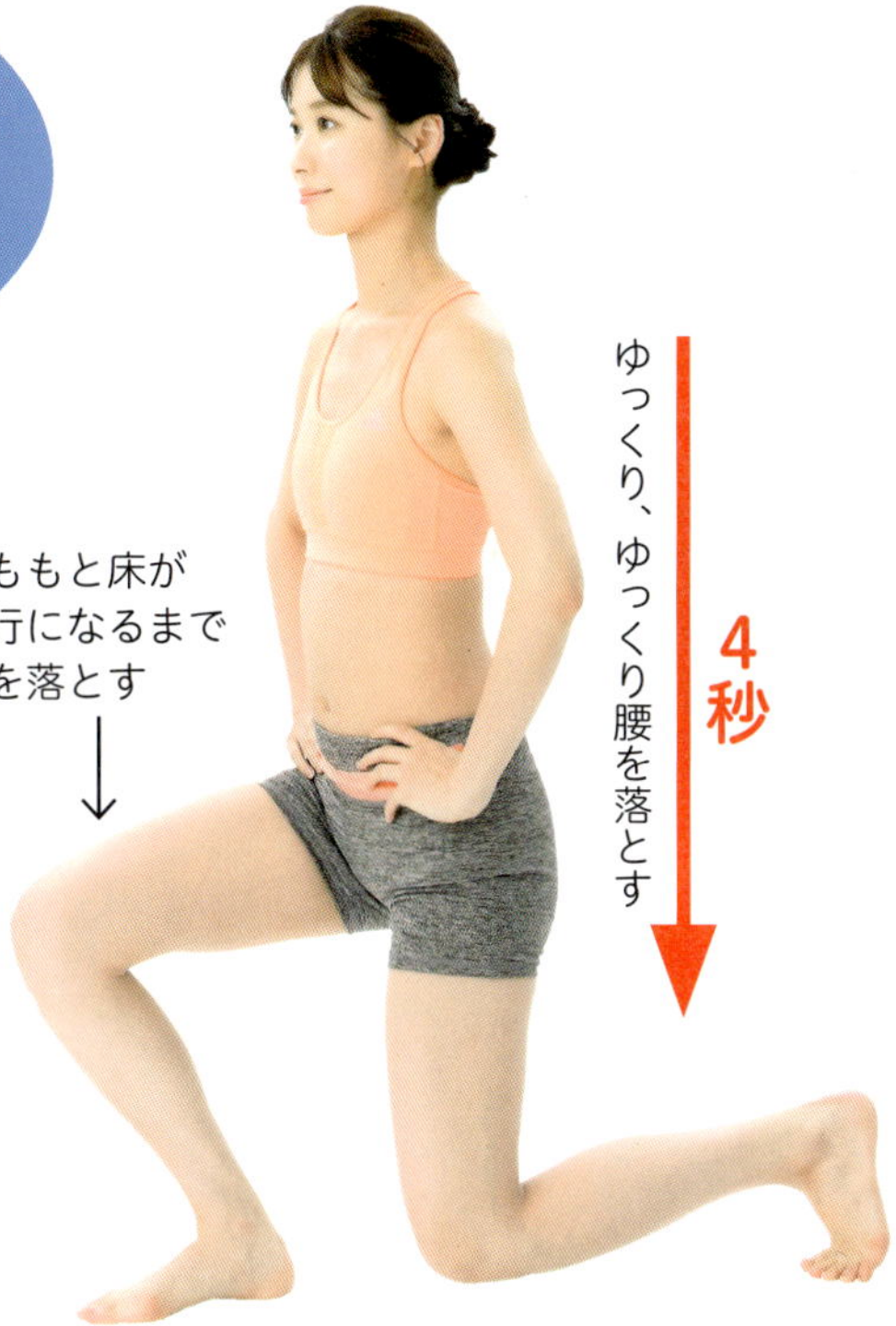

太ももと床が
平行になるまで
腰を落とす

ゆっくり、ゆっくり腰を落とす

4秒

1 足を前後開脚して立ち、
手は腰に当て、少しひざを曲げる
ゆっくり4秒かけて、腰を下ろす

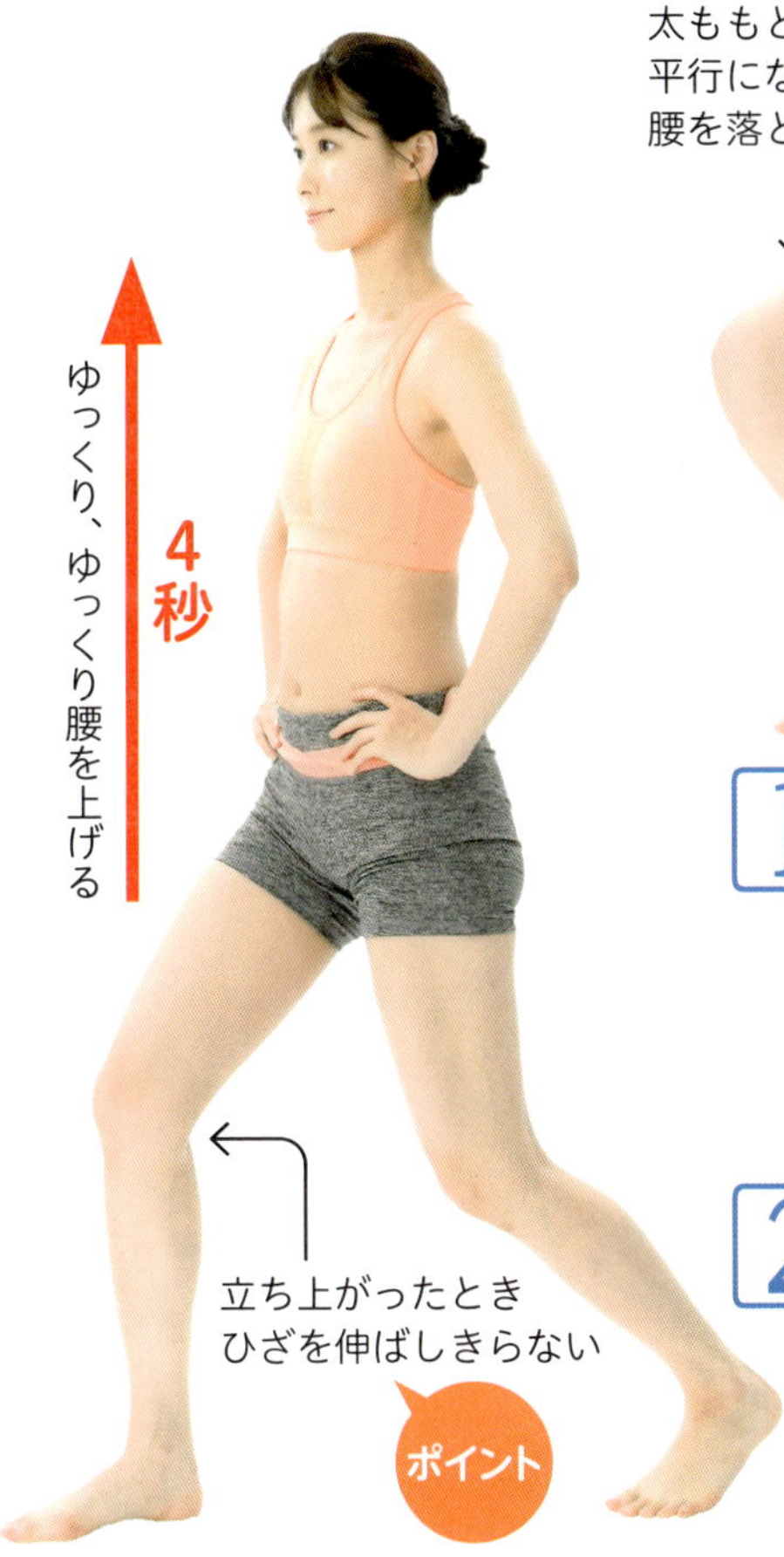

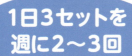

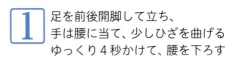

ゆっくり、ゆっくり腰を上げる

4秒

2 ゆっくりと4秒かけて
腰を上げる

立ち上がったとき
ひざを伸ばしきらない

ポイント

→詳細は74ページ

スロースクワットは なぜ最強なのか？

軽い負荷（最大筋力の30％程度）だが、筋肉の力を抜かないことで血流を抑制し、酸素不足を起こさせる

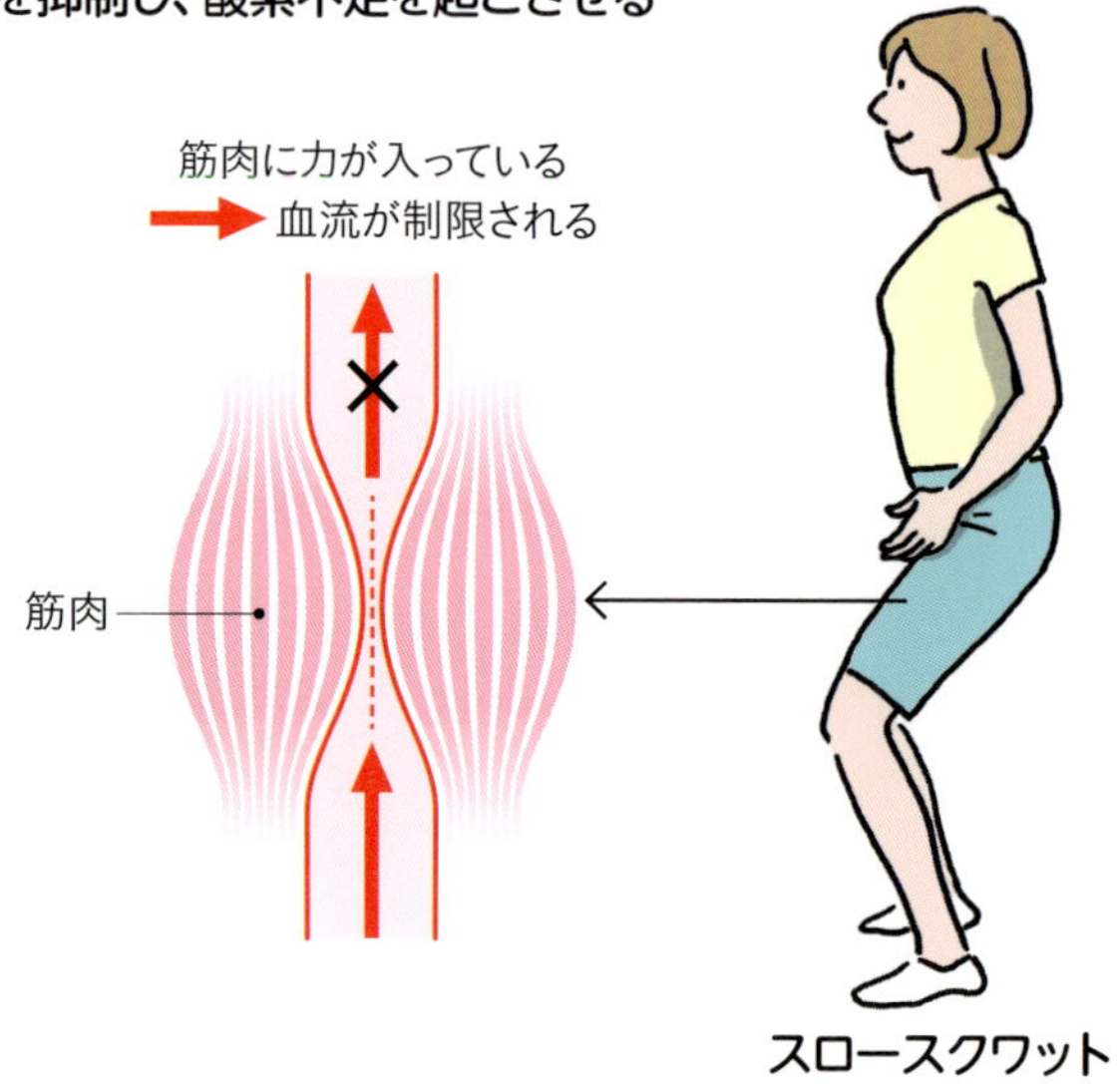

軽い負荷で筋肉に力を入れ続ける

↓

血流が制限されて、筋肉は酸素不足になる

↓

筋肉は早く疲れて鍛えられる

軽い負荷による筋トレなのに、血流が制限されるので筋肉は酸素不足になって早く疲労し、きついトレーニングをした場合と同様に鍛えられる

第1章

がんになって筋肉の偉大さを再認識

わずか700mが休憩なしでは歩ききれなかった

自分では、歩けるだろうと思っていました。

悪性リンパ腫の診断を受けて、1回目の入院生活（約1カ月）を終え、帰宅した日のことです。

入院するときは、腹水《ふくすい》がおなかにたまっただけでなく、肺にも水がたまっていましたから、息をするのもしんどくて、本郷三丁目の駅を降り、東京大学のキャンパス内にある附属病院にたどり着くまで、大変な思いをしました。

退院時には、腹水はほとんどなくなっていました。抗がん剤治療が一区切りしたところで、体調面も落ち着いていました。

最寄り駅までは、距離にすれば700mほど。この程度なら、楽に歩けるのではないかと考えました。

入院中、病院内を動いている分には、脚の衰えを感じたことはありません。

だからこそタクシーも呼ばず歩き出したわけですが、実際にはそれほど進まないうちに、自分自身の脚力が思ったより衰えていることがわかってきました。

私たちの足腰には、もともと余力があるのです。このため、たとえ足腰が衰えてきていても、なかなかそれに気づけません。足腰が弱っているなと感じたら、かなり衰えが進んでしまっていることを意味します。

まさに、このときの私の場合がそうでした。

私は、筋肉が衰えていくスピードと、その筋力の落ちた体で歩く大変さを、しみじみ実感することになりました。

結局、休憩なしでは駅までたどり着けませんでした。その短い距離の間で、二度ほど休みを入れながら、ようやく駅までたどり着くことができたのです。

第1章では、中高年期以降の筋肉の衰えについて、私自身の体験も紹介しながら考えていきましょう。

筋肉は30代がピークで40代から急激に減少！

特定の病気と無関係に筋肉が衰える要因には、主に次の2つがあります。

〈筋肉が衰える2大要因〉

①加齢

②活動量の低下

・加齢による筋肉の衰え

まずは、加齢。普通に生活していても、歳とともに自然に筋肉は落ちていきます。筋肉の量や強さのピークが何歳ぐらいになるかは、体質や置かれている環境などによって違いがありますが、おおまかにいえば、30歳くらいのところになだらかなピークがあります。

このピークをすぎると、下肢、特に太ももの筋肉は1年ごとに0・5〜1％ずつ減っていきます。

30歳くらいといえば、普通の感覚ではまだ老化など遠い先のことと感じるでしょうが、この辺りから、早くも筋肉の老化が始まると考えておくべきでしょう。

30歳頃から緩やかに筋肉は減り始め、40〜50歳あたりで、落ちるスピードが速くなります。この段階での落ち方のペースは、1年で1％です。何もしないと30歳から80歳までの50年で、太ももの筋力はほぼ半分になってしまうのです。

私自身の筋肉のピークは28歳頃だと思います。

ボディビルダーとして、大学時代、そして研究生活に入ったのちも、かなり追い込んだトレーニングを続けていました。その結果として、20代後半のこの年齢のとき、筋力の記録上のベストの数値を出しています。

ちなみに、私が1981年と1983年の日本ボディビル選手権大会で優勝したのも、1982年のIFBBミスターアジア90kg以下級で優勝したのも、26〜28歳の頃のことでした。

その後もトレーニングは続けていましたから、一般のかたよりは筋肉の衰えをかなり防止できていたと考えられますが、運動を続けていても、加齢による変化は起こってきます。

私の場合も、がんが判明した61歳の時点で、やはり加齢による筋肉の衰えは多少なりとも進行していたでしょう。

しかし、もちろん最寄り駅までの数百メートルを休憩なしで歩けなかったことは、加齢によるものだけではありません。

そこには、もうひとつの要因が関係しています。それが活動量の低下です。

・活動量の低下による筋肉の衰え

日常生活での活動量が少ないことが積み重なると、筋肉を減らす原因になります。

非常に単純な話で、筋肉は、使わずにいると、それに応じて細く弱くなっていきます。生きものの体はムダを嫌いますので、使われないものは、どんどん切り捨ててよいと判断するのです。これを「廃用性萎縮《はいようせいいしゅく》」といいます。

1983年(28歳)、著者がボディビルのミスター日本で優勝したとき。筋肉研究に打ち込むかたわら、筋トレの競技者としても活躍

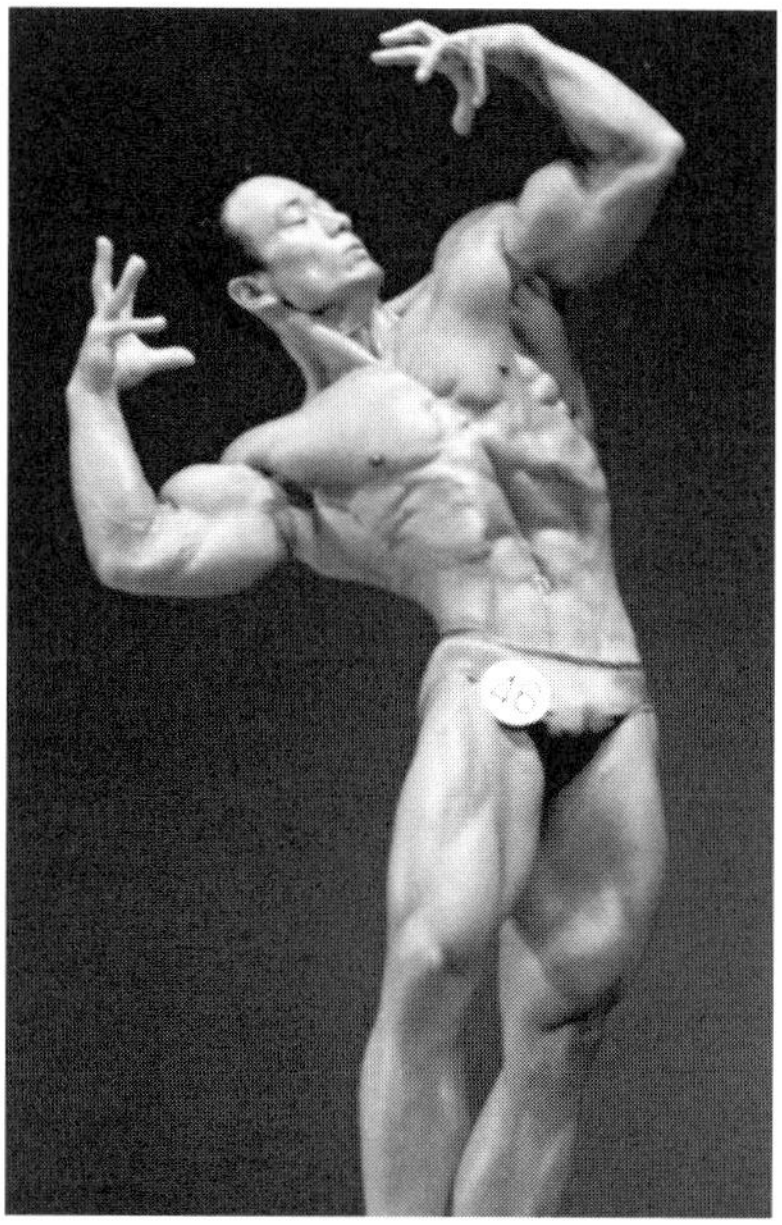

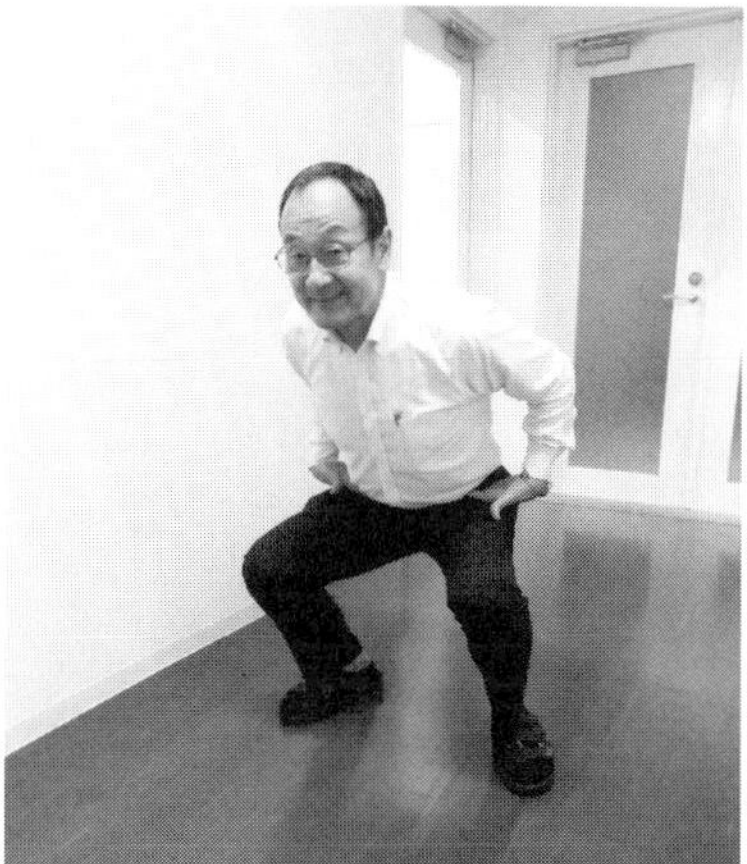

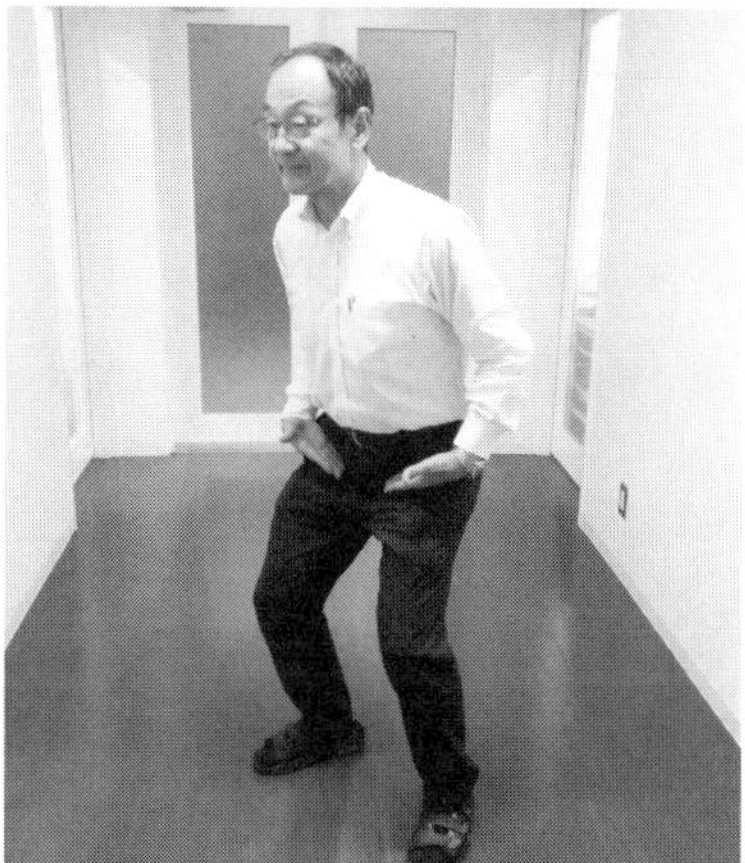

スロースクワットを実践する著者。
「いくつになっても、筋トレをすれば、努力の分だけ必ず成果が出ます」

最も典型的なのが、私のような長期の入院生活を送ったケースです。

極端な場合、ベッドで寝たきりになると、脚の筋肉は、1日で0・5％も減少します。1週間なら3・5％、1カ月ベッドで寝て過ごせば、15％もの筋肉が減ってしまうおそれがあります。

前述の通り、40〜50代以降は、年に1％の筋肉が落ちていきますので、その計算でいけば、2日寝たきりでいると1年分の筋肉が落ちてしまうのです。

高齢のかたが骨折などをして入院生活を送ると、どんどん筋力低下が進み、歩けなくなることがありますが、そこにはこうしたしくみが関係しています。

しかも、筋肉を減らす2大要因である加齢と活動量の低下は、個別に起こるというより、しばしば密接に連動して起こります。

加齢によって、だんだん筋量が減り筋力が落ちてくると、日常生活における活動量が自然に減ります。それが筋力低下を助長し、ますます体を動かすのがおっくうになり、日常生活が不活発になり、さらなる筋力低下を引き起こすという悪循環が進行していきます。

つまり、病気をしなくとも、加齢と運動不足の相乗効果によって、筋力低下が進んでいくケースが多いのです。本人も自覚しないまま、気づいてみたら脚がひどく衰えていたということも十分にありうる話です。

一方、加齢と運動不足によって、体中のすべての筋肉が同じように落ちていくかというと、決してそんなことはありません。落ちやすい筋肉と、比較的落ちにくい筋肉があるのです。

「老化は脚から」を身をもって体験

私たちの体の中には、400〜600（分類によって差がある）もの筋肉があります。

これらの筋肉のすべてが調べられているわけではありませんが、いままでに蓄積されたデータから、全身の筋肉の中で、加齢によって減りやすい筋肉とそうでもない筋肉があることがわかっています。

まず、上半身の筋肉に比べて下半身の筋肉のほうが衰えやすい傾向があります。なぜこのような違いが出てくるのか、その理由は明らかではありません。実は、筋肉の老化のしくみは、まだまだよくわかっていないのです。

ともあれ、上半身と下半身とで加齢に伴う筋肉の萎縮の程度に違いがあるのは確かです。上半身のうち、腕力の衰えが顕著に現れるのは70歳以降とされています。これに対して、下半身の筋力の衰えは、もっと早期のうちから始まります。

下半身の筋肉の代表として、太ももの前側にある大腿四頭筋《だいたいしとうきん》は最も調べられている筋肉です。

大腿四頭筋は、30歳辺りから緩やかに減り始め、40代50代になると、筋肉が減っていく速度が加速します。「筋肉が減る」のは、筋肉を構成している1本1本の筋線維（筋肉を構成する線維状の細胞）が細くなるとともに、その数が減っていくことによります。

そして、先ほどもふれたように、80歳代に入る頃には、30代はじめの半分くらいの太さまで減ってしまいます。文字通り、「老化は脚から」なのです。

もう少し範囲を広げると、次のような筋肉が衰えやすいことがわかっています。

〈衰えやすい筋肉〉

・**太もも前面**の大腿四頭筋
・大殿筋《だいでんきん》、中殿筋《ちゅうでんきん》などの**お尻の筋肉**
・腹直筋《ふくちょくきん》、腹斜筋群《ふくしゃきん》、大腰筋《だいようきん》などの**おなかの筋肉**
・脊柱起立筋《せきちゅうきりつきん》、広背筋《こうはいきん》などの**背中の中央部の筋肉**

これらはみな、足腰や体幹を構成する筋肉です。同時にまた、機能的に抗重力筋《こうじゅうりょくきん》でもあります。抗重力筋とは、重量に逆らって体を支えたり、姿勢を維持したりする働きをもつ筋肉のことです。

これらの抗重力筋は、「日常的によく使われる」、言い換えると「よく使われるのが

加齢の影響を受けやすい筋肉と筋肉の減少

■ 太もも(前)、おなか、お尻、背中の筋肉から減りやすい

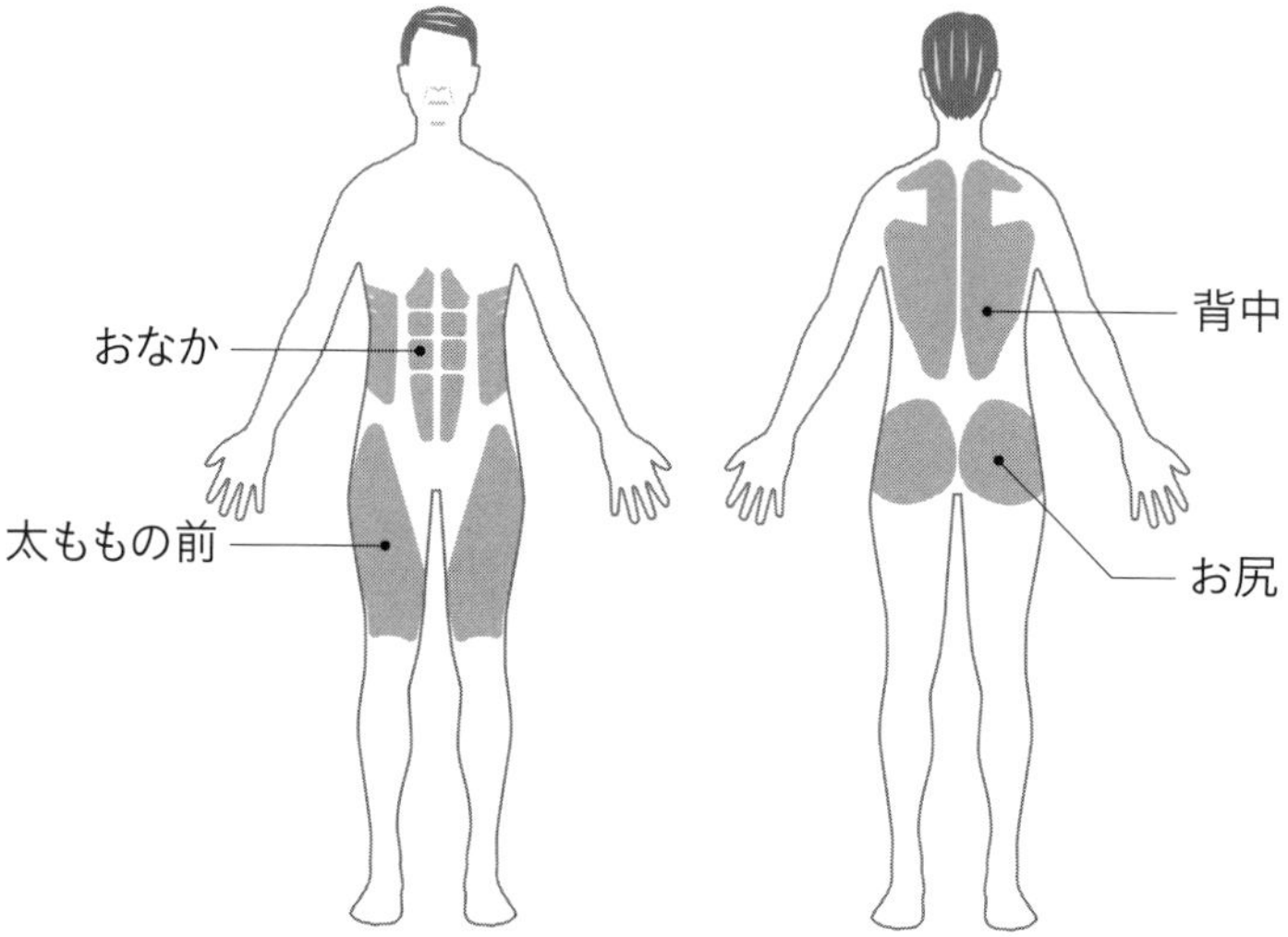

■ 加齢に伴う太もも前面の筋肉量の減少

80代では30代の頃の半分にまで減ってしまう

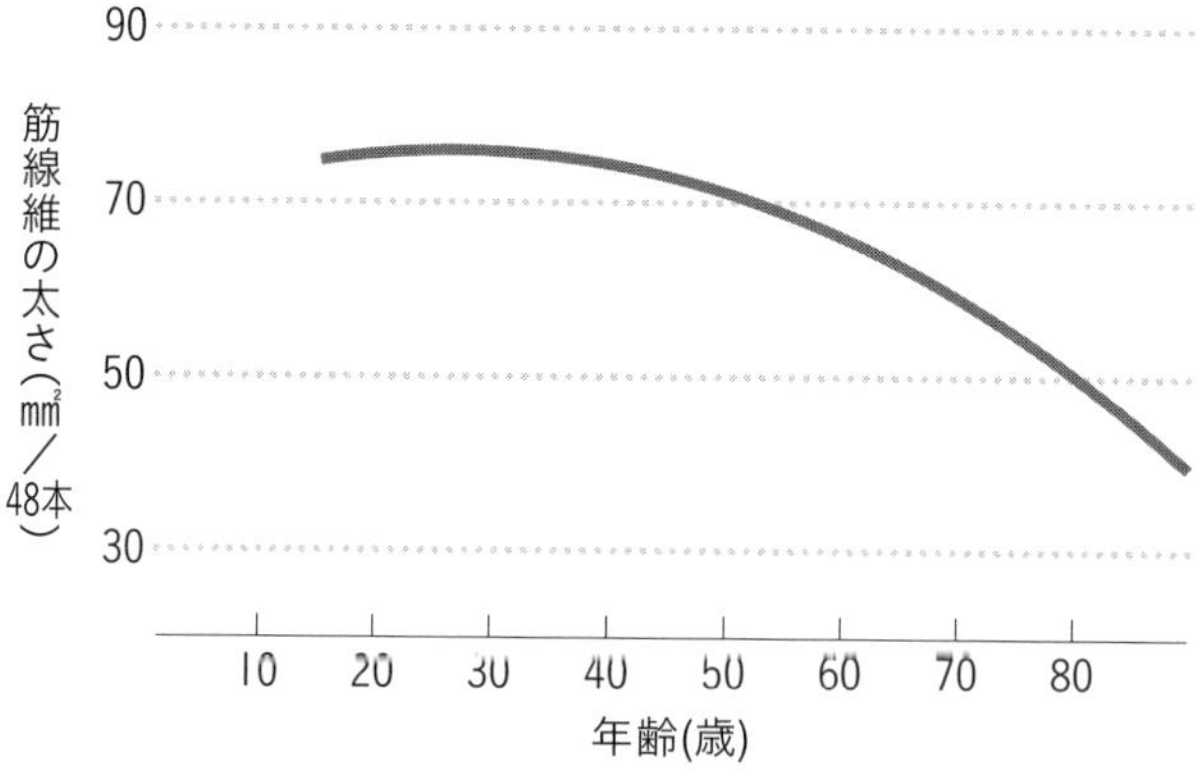

※Lexell et al. J. Neurolog. Sci. 84, 1988 より引用改変

当たり前」の筋肉といえるでしょう。その分、活動量の減少には敏感に反応し、減りやすいと考えられます。加齢や不活発な日常生活によって、どんどん弱ってしまうのです。

最も顕著に現れるのが、寝たきりや入院生活を送るときです。ベッドで過ごす時間が長くなると、抗重力筋がほとんど使われなくなるために、下肢や体幹の急速な筋力低下が起こります。前述の通り、1カ月の寝たきりの生活を送ると、大腿四頭筋は15%も落ちますが、筋力の低下はそれ以上に起こります。例えば、筋肉が15%減った場合、筋力の低下は20%以上と考えてよいでしょう。

一方、同じ期間寝たきりになった場合でも、太ももの後ろ側の筋肉であるハムストリングスの筋量の減少は8%くらいにとどまります。大腿四頭筋の場合のほぼ半分です。これは、ハムストリングスがひざを曲げるときに働く筋肉で、抗重力筋ではないためと考えられます。寝たきりになっても、相対的に衰え方が少ないのです。

私自身の1回目の入院でも、明らかに太ももの前やお尻が弱っていました。

しかも、これらの抗重力筋群は、重力に抗して姿勢を維持する以外にも、「立つ」「歩

く」「座る」という、私たちの日常生活の基本動作にとっても重要です。・
加齢＋運動不足から、これらの筋肉が衰え、それが進行していくと、日常生活にも支障をきたします。

一方、加齢による筋肉の減少と活動不足による筋肉の減少とでは、本質的に異なる部分もあります。

加齢とともに衰える「いざというときに必要な筋肉」

筋肉は、たくさんの筋線維が集まってできています。筋線維には、大きく分けて2種類あります。1つは速筋《そっきん》線維、もう1つは遅筋《ちきん》線維です。

〈筋線維の2タイプ〉

・速筋線維

速いスピードで収縮する
瞬間的に大きな力を発揮するが、持久力に乏しい
全体的に白っぽい色をしているため、「白筋《はっきん》」と呼ばれる

・遅筋線維

ゆっくり収縮する
発揮する力は小さいものの、長時間持続できる
赤っぽい色をしているので、「赤筋《せっきん》」と呼ばれる

速筋線維は、どちらかというと怠け者の筋肉です。ふだんは温存されており、いざというときに大きな力やスピードを発揮します。電車に乗り遅れそうになってダッシュする、階段を走って降りる、転びそうになってギュッと踏ん張るなど、危険を回避したり、瞬時の身のこなしが必要となったりしたときが出番です。

一方、遅筋線維は働き者の筋肉で、小さい力ながらも、持続的に力を発揮するのに向いています。じっと立っていたり、姿勢を長時間維持したりするときなどに主に働きます。日常生活で、のんびり動いているときには、私たちは遅筋線維しか使ってい

筋肉を構成する「速筋線維」と「遅筋線維」の特徴

速筋線維

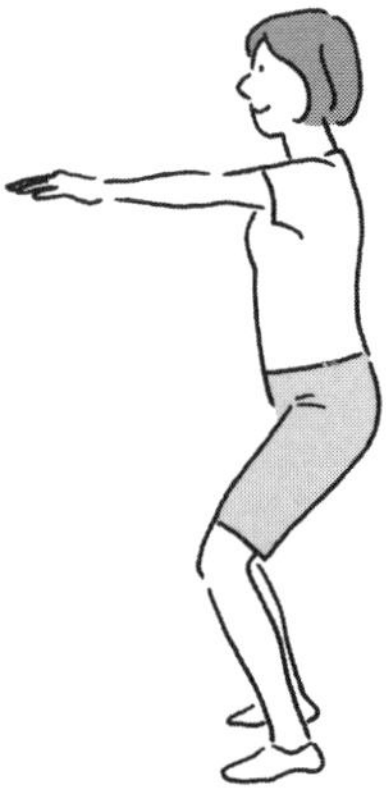

・踏ん張る、走るなど「いざ」というときに
　大きな力をすばやく発揮する

・加齢の影響を受けやすい

・白っぽい色をしているので
　「白筋」と呼ばれる

・鍛えるには筋トレが有効

遅筋線維

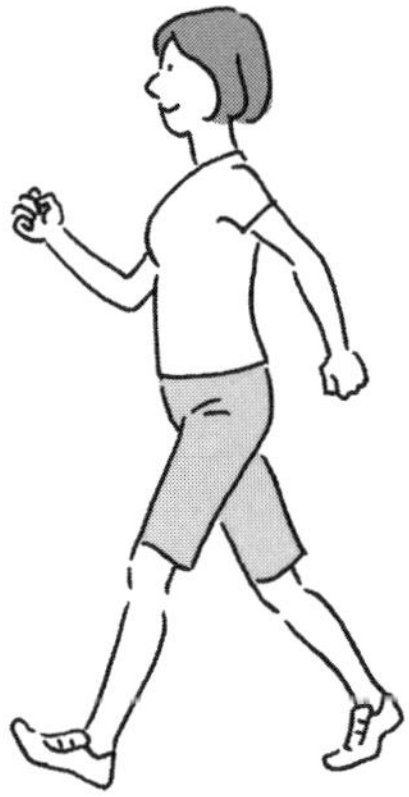

・日常動作で主に使っている働き者

・スピードが遅く発揮する力は小さいが、
　持続的に力を発揮できる

・歳をとっても衰えにくい

・赤っぽい色をしているので
　「赤筋」と呼ばれる

・鍛えるには有酸素運動が有効

ません。

歳とともに筋肉が落ちていくとき、速筋線維と遅筋線維には、どういうことが起こっているのでしょうか。

筋肉は、速筋線維と遅筋線維が混ざり合って構成されていますが、このうち、加齢によって減っていくのは、主に速筋線維なのです。速筋線維の数が減り、残っている速筋線維も細くなっていきます。

例えば、太もも前面にある大腿四頭筋の筋線維の割合は、個人差はあるものの、平均的には若齢期で60％が速筋線維、40％が遅筋線維となっています。

この比率が、歳とともに変わっていきます。50代には速筋線維：遅筋線維が50：50になり、60代になると逆転して40：60に、70代に入ると30：70にというように変わるのです。

そして、この比率の変化とともに、筋肉全体の量も筋力も減っていきます。

とくに問題になるのが、速筋線維が減り、筋力が低下していっても、ふだんの生活をしている分には、こうした変化になかなか気づけないことです。

というのも、ふだんの生活ではもっぱら遅筋線維を使っているからです。

不活動によって衰えるのはまず遅筋線維であることがわかっています。遅筋線維は日常的に当たり前のように使われる筋線維だからです。ですので、使われないとなるとすぐに萎縮します。

私自身が第1回目の入院後に、長い距離を歩けなくなったのには、入院生活による遅筋線維の衰えによって、持続的な運動に筋肉が耐えきれなくなったためと考えられます。

しかし、筋肉の衰えはそれだけではありませんでした。我が家の階段を、スタスタ下りられないのです。

階段を下りるときには、大腿四頭筋の力でブレーキをかけながら軸脚のひざを曲げてゆきます。このときには速筋線維が必要とされます。おそらく入院生活で遅筋線維が弱った結果、加齢による速筋線維の衰えも顕在化したものと思われます。

速筋線維が衰えると、階段を下りる場面以外にもリスクが生じます。

例えば、すばやく動いている体にブレーキをかけるときには、はるかに大きな力が必要です。つまずいて転びそうになったとき、速筋線維が瞬時に大きな力を発揮してブレーキの役割を果たします。したがって、速筋線維が衰えるとブレーキの効きが悪くなり、ケガをする危険が高まります。「踏み留まることができずに、転んでしまう」可能性が高くなるからです。

また、中年期以降によく聞かれる「走り出すと、足がもつれる」という現象も、加齢に伴う老化現象のひとつです。

この現象は、速筋線維の衰えに加え、神経系による筋運動の調節機能が悪くなっていることによります。気持ちとしては、昔のように足を回しているつもりが、速筋線維の衰えによって、思ったスピードで回っていません。感覚と、実際の筋肉の動きの間に乖離《かいり》が起きており、イメージ通りに体が動いていないため、上半身だけが先行したり、足がもつれたりして転んでしまうのです。

「階段をスタスタ降りられない」「走り出すと、足がもつれる」「転びやすくなった」といった状態を自覚するようになったら、一度自分の足腰の筋力を見直してみる必要があるでしょう。

筋肉が衰えると生命が脅かされる

筋肉量が減り、筋力が低下することは、やがて生命そのものを脅かすことにつながります。

・サルコペニア

「サルコペニア」という言葉を、みなさんもどこかで耳にしたことがあるかもしれません。サルコペニアとは、「**加齢に伴って筋肉量が減少し、筋力が低下すること**」をいいます。

ギリシャ語で、筋肉を意味する「ｓａｒｘ（ｓａｒｃｏ：サルコ）」と、喪失を意味する「ｐｅｎｉａ（ペニア）」を合わせた言葉です。

サルコペニアが進行して足腰が衰えていくと、次に懸念されるのが、「ロコモ」や

「フレイル」という状態です。

・ロコモ

「ロコモティブシンドローム」、略して「ロコモ」とは、「**運動器の機能が低下して、自力で思うように移動することができなくなった状態**」のことをいいます。

「運動器」とは、筋肉や骨、関節、神経など、体を動かすために必要な器官のことです。サルコペニアは、いうまでもなく運動器としての筋肉の機能低下をもたらします。足腰の筋肉がどんどん細く、弱くなっていくと、ふらふらして、歩くときの歩幅が狭くなります。高齢者では、こうして歩幅が狭くなればなるほど、転倒の危険性が高まるというデータが出ています。

しっかりと広い歩幅で歩くためには、太もも前面の大腿四頭筋と、大腰筋（腰椎から太もものつけ根に伸びている深層筋）が太いことが重要です。

この2つの筋肉は、いずれも加齢に伴って衰えやすい筋肉です。さらに、使われていないとどんどん弱っていきます。したがって、加齢とともに歩幅が狭くなり、転びやすくなるのです。転倒による骨折は、高齢者が要介護となる要因のうち約12%を占

「サルコペニア」「ロコモ」「フレイル」の関係

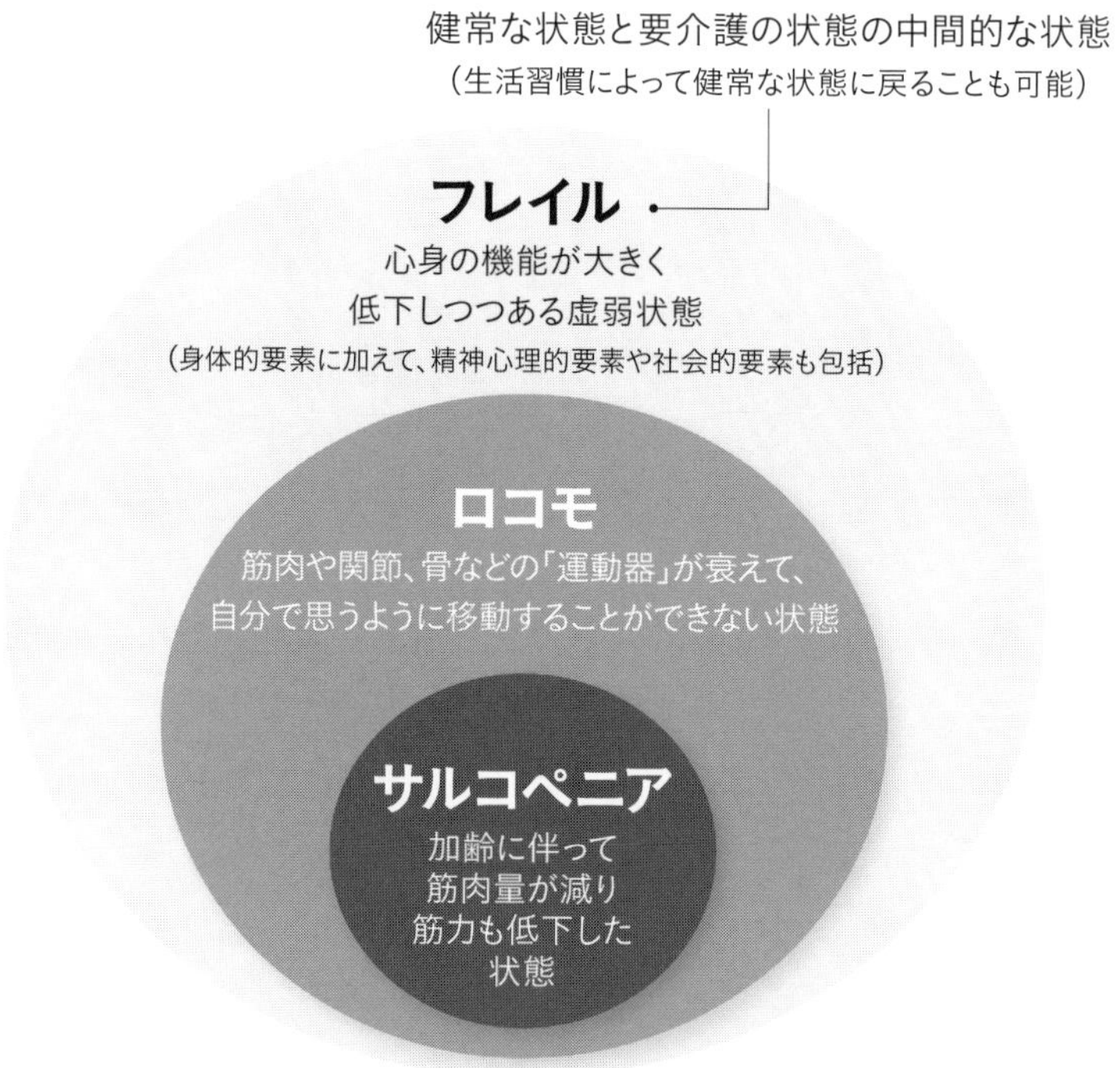
健常な状態と要介護の状態の中間的な状態
（生活習慣によって健常な状態に戻ることも可能）
フレイル
心身の機能が大きく
低下しつつある虚弱状態
（身体的要素に加えて、精神心理的要素や社会的要素も包括）
ロコモ
筋肉や関節、骨などの「運動器」が衰えて、
自分で思うように移動することができない状態
サルコペニア
加齢に伴って
筋肉量が減り
筋力も低下した
状態

めています。

・フレイル

「フレイル」とは、「**心身の機能が大きく低下しつつある虚弱状態**」を指します。

サルコペニアやロコモによって、運動機能が大きく低下し、活動量が減少することで、「フレイル」と呼ばれる状態に近づいてゆきます。

サルコペニアは、筋肉量の減少で身体機能が低下した状態ですが、フレイルは、身体機能の低下に加えて、認知機能や栄養状態、日常生活の活動性などが全般的に低下した状態です。身体的健康、心理的健康、社会的健康の三者が脅かされている状態で、介護が必要になる前段階です。

ただし、この段階では、努力しだいで元の健康な状態に復帰することが可能です。

・フレイル・サイクル

サルコペニアになると、本人も気がつかないうちに、活動性が下がり、外出の機会が減ります。活動性が低下すると、消費エネルギーも減りますから、食欲が低下し、低栄養となり、体重が減少。それがさらにサルコペニアを進行させるというパターンに陥ります。この悪循環が回っていくうちに、やがてフレイルに陥ります。この悪循環を「フレイル・サイクル」と呼びます。

やがて、外に出なくなることで、社会的な孤立も起こります。家にひきこもり、うつになったり、認知症になったりするリスクが増大します。

フレイル・サイクルが進行すると、寝たきり・要介護へとつながります。免疫力が低下したり、病気全般への抵抗力が低下したりしますので、ちょっとしたきっかけでも生命が脅かされます。

転んで骨折したり、とくに大きな病気をしたりしているわけでもないのに、寝たきり・要介護へジリジリと進んで行ってしまうところに、フレイル・サイクルの怖さがあります。

フレイル・サイクルに陥らない、もしくは、フレイル・サイクルに入っていても、その悪いサイクルを断ち切るためには、できるだけ早期に、サルコペニアやロコモの状態を改善する必要があります。筋肉の衰えを何とかしないことには、悪いサイクルからは抜け出せません。

フレイル・サイクルの概念図

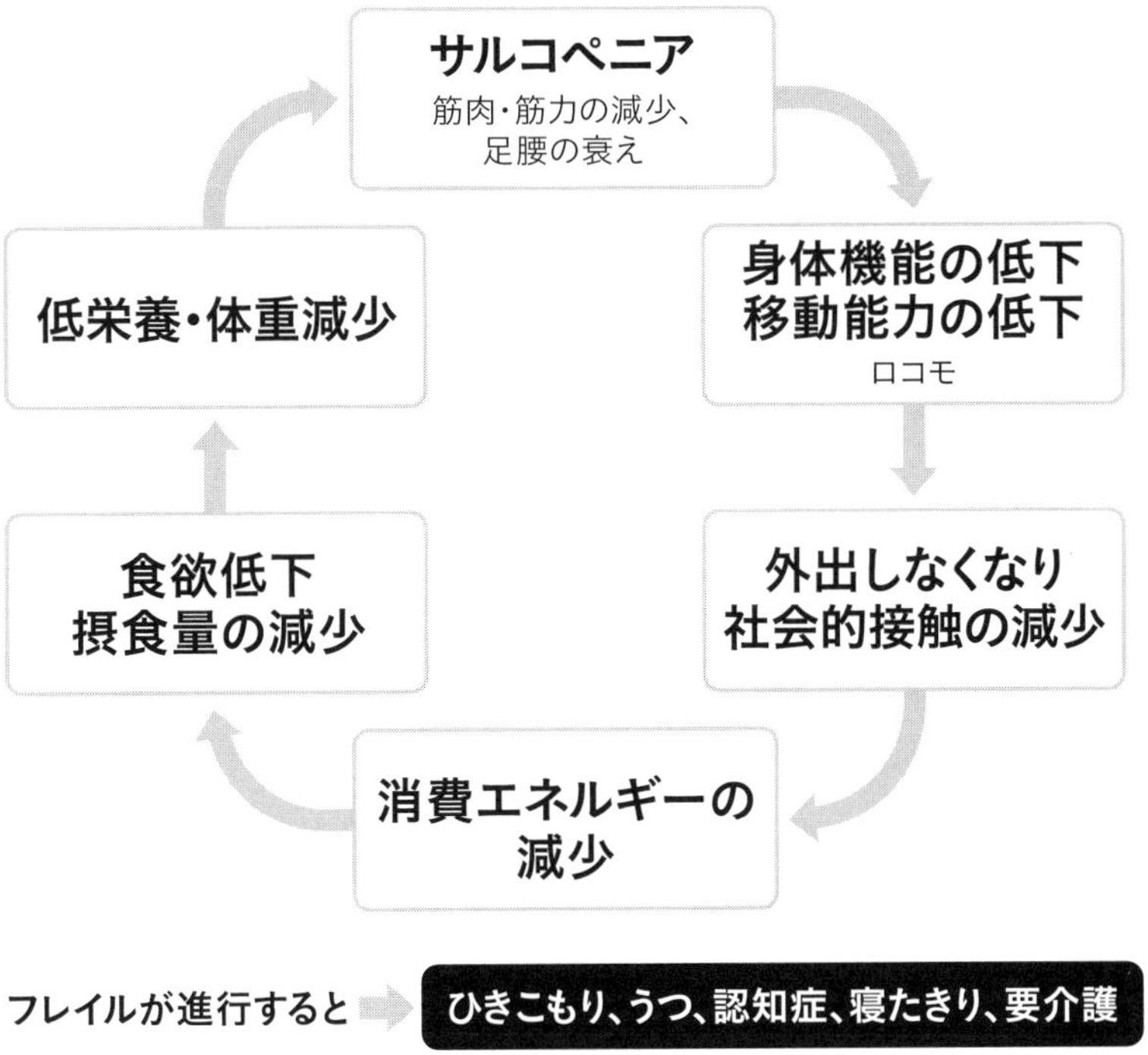
サルコペニア
筋肉・筋力の減少、
足腰の衰え
身体機能の低下
移動能力の低下
ロコモ
外出しなくなり
社会的接触の減少
消費エネルギーの
減少
食欲低下
摂食量の減少
低栄養・体重減少
フレイルが進行すると
ひきこもり、うつ、認知症、寝たきり、要介護

通常のウォーキングでは筋肉を鍛えられない

筋トレのお話をすると、「私は毎日歩いているから、心配いらない」とおっしゃるかたがいらっしゃいます。

残念ながら「それだけでは不十分です」と申し上げなければなりません。1日1万歩歩くようなウォーキングをしても、心肺機能は高められるものの、筋力はあまり鍛えられないのです。

通常のウォーキングで主に使われるのは、持続的な力を発揮する遅筋線維です。そのため、速筋線維はほとんど使われず、鍛えられることもありません。ただ歩いているだけでは、大腿四頭筋や大腰筋のサルコペニアを予防したり改善したりすることはできないでしょう。

やはり速筋線維を鍛えるには筋力トレーニング（筋トレ）が必要です。筋トレを行うことで速筋線維が太くなることは、多くの研究データが示しています。サルコペニアや、その先のフレイル・サイクルを回避するために、筋トレは強力な手段となります。

ただ、みなさんの中には、筋トレというと、重たいバーベルやダンベルなどを持ち上げるイメージをお持ちのかたがいらっしゃるかもしれません。心配いりません。本書で紹介するスロトレ方式で行うスクワットの「スロースクワット」は、そんなイメージとは異なる筋トレです。

次は、スロースクワットの特徴です。

〈スロースクワットの特徴〉

- **軽い負荷（最大筋力の30％程度）なのに、筋肉量と筋力が増す**
- **動きがゆっくりなため、安全性が高い**
- **少ない回数（1セット当たり10回程度の反復）で効果が得られる**

「スロトレ」とは、スロートレーニングの略。私の研究室で開発したトレーニング法で、ひとつひとつの動作をゆっくりと行う方法です。

スロトレは、軽い負荷（弱い筋力発揮）、少ない反復回数で大きな効果を上げることができます。急激な力が関節に働いたり、血圧が急上昇したりしないので安全です。そのため、スポーツ界はもちろん、中高年向けの健康教室や、病院でのリハビリにまで、幅広く利用されています。

私自身も、二度のがんによる入院生活の間、スロースクワットを続けてきたことはすでにお話しした通りです。


次の第2章で、スロースクワットの具体的なやり方を、体力別に詳しく説明しますので、まずやってみましょう。

スロトレの基本的な原理やその効果のしくみについては、第3章で詳しく解説します。

第4章では、筋肉を鍛えることの多様な効能についてふれておきましょう。足腰を鍛えることが、元気で自立した生活を支えるだけでなく、ほかにもさまざまな健康効果をもたらすことがわかってきています。

第2章

体力別
「スロースクワット」のやり方

「スロースクワット」のやり方の重要ポイント

スロースクワットには、さまざまな種類や変法がありますが、すべてにおいて共通するポイントがあります。

〈やり方の3つのポイント〉

①ゆっくりなめらかに動き続ける
②筋肉に「効いている」感覚を大事にする
③呼吸を止めず、動作に合わせて呼吸する

①ゆっくりなめらかに動き続ける

スロトレの最も重要なポイントは、「ゆっくりなめらかに（同じ速度で）動き続ける」ことです。ゆっくりなめらかに動き続けるというのは、「筋肉に常に同じ負荷をかけ続ける」ことです。このようにすることで、筋肉が脱力することなく、高強度の筋トレ並みの効果が期待できます。

「ゆっくりなめらかに動く」というのは、太極拳《たいきょくけん》のような緩やかな動きをイメージしてもらえればいいでしょう。能や日本舞踊に見られる動きとも共通したところがあります。

スクワットの回数を稼ぐために、スピードを速くしたくなるかもしれませんが、やみくもに回数を増やすよりも、スローで的確に行うことがはるかに重要です。

動きはゆっくりですが、**「立ち上がったところで動きを止めない」ことも重要です。**

通常のスクワットの場合は、腰を上げたとき、ひざを伸ばしきって動きを止めてしまうことがあります（98ページの図参照）。こうしてしまうと、ひざ関節の力で立つことになるので筋肉の力が一瞬抜けてしまいます。スロースクワットでは、筋肉に負荷をかけ続けることで大きな効果が得られます。ひざを伸ばした姿勢で動きを止めないように注意しましょう。

ゆっくり動く、動きを止めない――ここが通常のスクワットとの大きな違いです。

②筋肉に「効いている」感覚を大事にする

スロースクワットをしているときは、太ももの筋肉に「効いている」という感覚をつかむこと、そしてそのような感覚が生じるまで繰り返すことが大事です。**具体的には、筋肉が「熱くなってきた」「だるくなってきた」「疲れた」「張ってきた」といったような感覚です。**

何回できたかと回数にこだわるより、そういう感覚が得られたかどうかがもっと重要で、頼りにすべきところです。

この感覚が、筋肉の中でたんぱく質合成へと向かう化学反応が起きている証といえます。

③呼吸を止めず、動作に合わせて呼吸する

呼吸を止めないことも重要です。呼吸を止めて力を入れると（怒責《どせき》＝息むこと）、血圧が急上昇してしまうおそれがあります。スロトレでも血圧は多少上がりますが、呼吸を止めなければ軽い負荷なので安全です。**基本的な呼吸は、「しゃがみながら息を吸い、立ち上がりながら息を吐く」です。**動作に合わせて呼吸をしてください。

次は、回数の目安です。

・1日に行う回数の目安
8秒(下げ4秒、上げ4秒)×5~8回(これが1セット)
これを1日3セット

・1セットごとに1~2分の休憩を入れる
・1セットは5回から始め、とりあえず8回を目標にする

1セットは5回を基準にします。慣れたらだんだん増やしていき、8回を目標にしましょう。5回が無理なら、できるところから始めてみてください。8回できた場合には、さらに12回くらいまでに増やしても結構です。

セット数についても同様で、3セットがきついようでしたら、2セットから(あるいは1セットから)始めましょう。

トレーニングのセット数は、1回でまとめて行うことをお勧めします。朝昼晩1セットずつ分けて行うより、2~3セットまとめてトレーニングしたほうが効果的です。慣れてきたら、3セット行うのに10分もかかりません。

・週に行う回数（頻度）

2〜3回（中2〜3日空けて行う）

みなさんの中には、「トレーニングは毎日やったほうが、効果が出るのでは？」とお考えになるかたもいらっしゃると思います。しかし、残念ながら、毎日同じ種目のトレーニングをしても、あまり効果的でないことが判明しています。

筋トレを行うと、その直後から72時間後にかけて筋線維の中のたんぱく質合成が活性化した状態が続き、筋線維が成長します。この間は、新たな筋トレ刺激が加わっても、さらなるたんぱく質合成の活性化が起きにくい状態になります。したがって、最も効率よく筋肉を増やすためには、中72時間くらい、つまり3日おきくらいの頻度でトレーニングするのがよいと考えられます。

動物を用いた私たちグループの研究では、トレーニングの間隔を8〜72時間の間で変えた場合、72時間空けた場合に最もたんぱく質合成が活性化され、24時間間隔ではあまり活性化が起こらなくなってしまいました。8時間では逆に抑制が起こりました。この結果からも、週2〜3回という頻度が最適ではないかと考えられます。

とはいえ、毎日やったからといって、大きなマイナス効果が出るということもないでしょう。毎日しても、その効果は週2回とあまり変わらないという報告もあります。

少なくとも週2回のほうが続けやすいし、効率もよいことは確かでしょう。

・1日のうちでいつ行うか

トップアスリートは、夕方から夜にかけて筋トレを行うことが多いのですが、一般のかたはそれほど時間帯にこだわらず、自分の生活リズムに合わせて、いちばんやりやすい時間帯に行うようにしましょう。

ただし、朝起きてすぐ、食後すぐ、寝る直前は避けましょう。

準備体操「その場足踏み」

スロースクワットをする前には、準備体操をしておくといいでしょう。体が温まって血液循環がよくなり、効果も高まります。お勧めできるのが「その場足踏み」です。

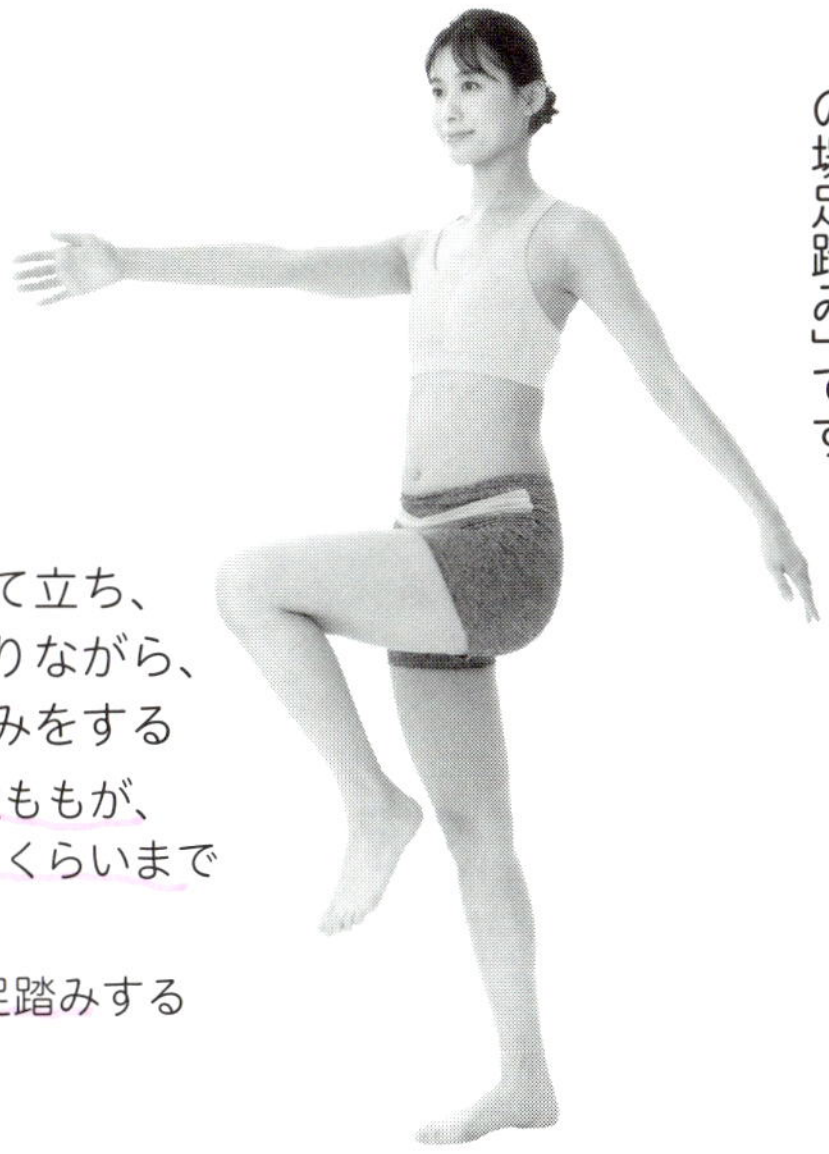

〈やり方〉

背筋を伸ばして立ち、大きく手を振りながら、その場で足踏みをする

※振り上げた太ももが、床と平行になるくらいまで上がるといい

※30～50回足踏みする

基本の「スロースクワット」のやり方

1日3セットを
週に2～3回

※2～3を5～8回繰り返して
1セット

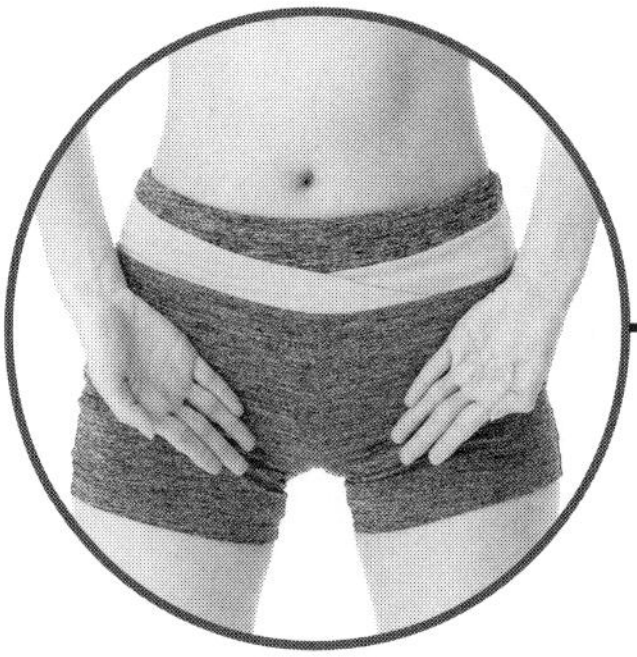

股関節に手の甲を当てる

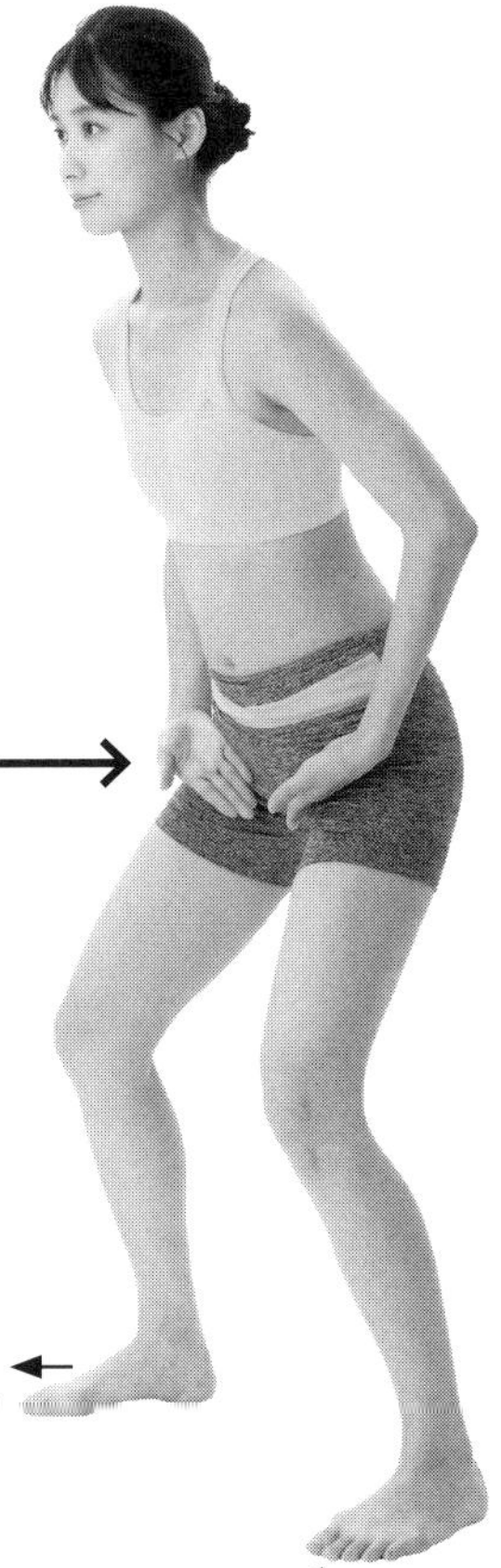

つま先は少しだけ
外側に開く

1 足を肩幅に開き、
股関節に手を当て、やや腰を落とす

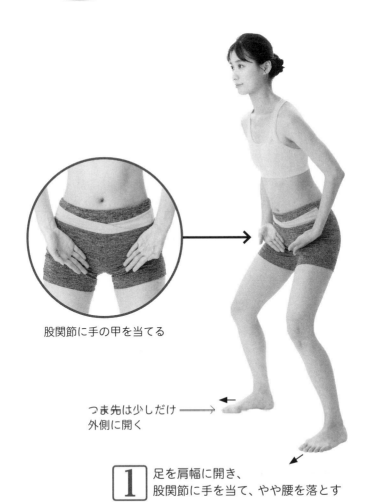

ポイント

ゆっくりなめらかに動く

ゆっくりと４秒で下ろし、４秒で立ち上がる。
速くやらない

ひざを伸ばしきらない

立ち上がったときは、ひざが伸びきる直前で止める。
ひざを伸ばしきると、筋肉の力が抜けてしまうため

呼吸を止めない

腰を落とすとき吸って、立ち上がるとき吐く

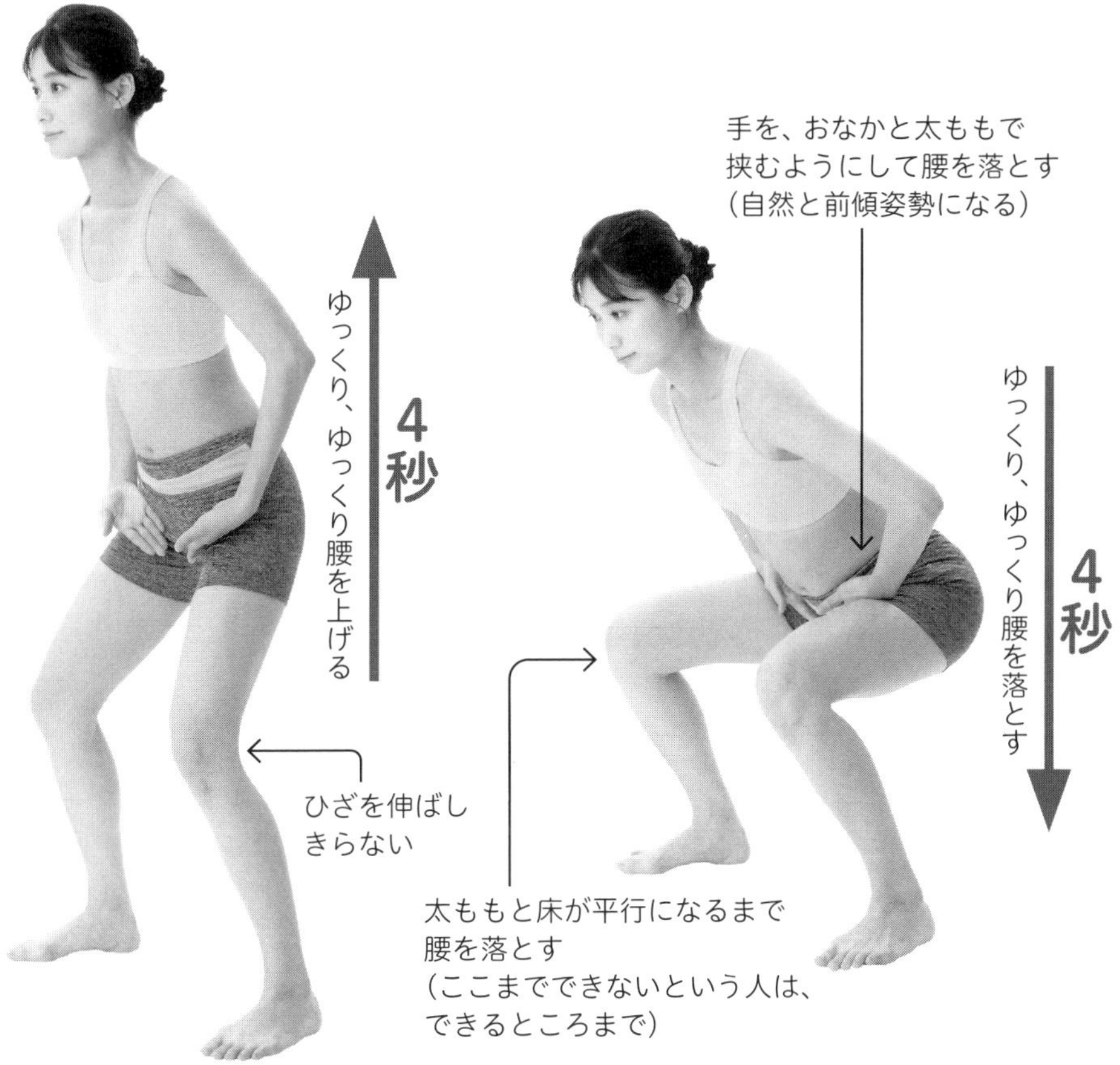
ゆっくり、ゆっくり腰を上げる
4秒
ひざを伸ばしきらない
手を、おなかと太ももで挟むようにして腰を落とす（自然と前傾姿勢になる）
ゆっくり、ゆっくり腰を落とす
4秒
太ももと床が平行になるまで腰を落とす（ここまでできないという人は、できるところまで）

3 ゆっくりと４秒かけて腰を上げていく（息を吐く）

2 ゆっくりと４秒かけて腰を落としていく（息を吸う）

基本の「スロースクワット」のやり方

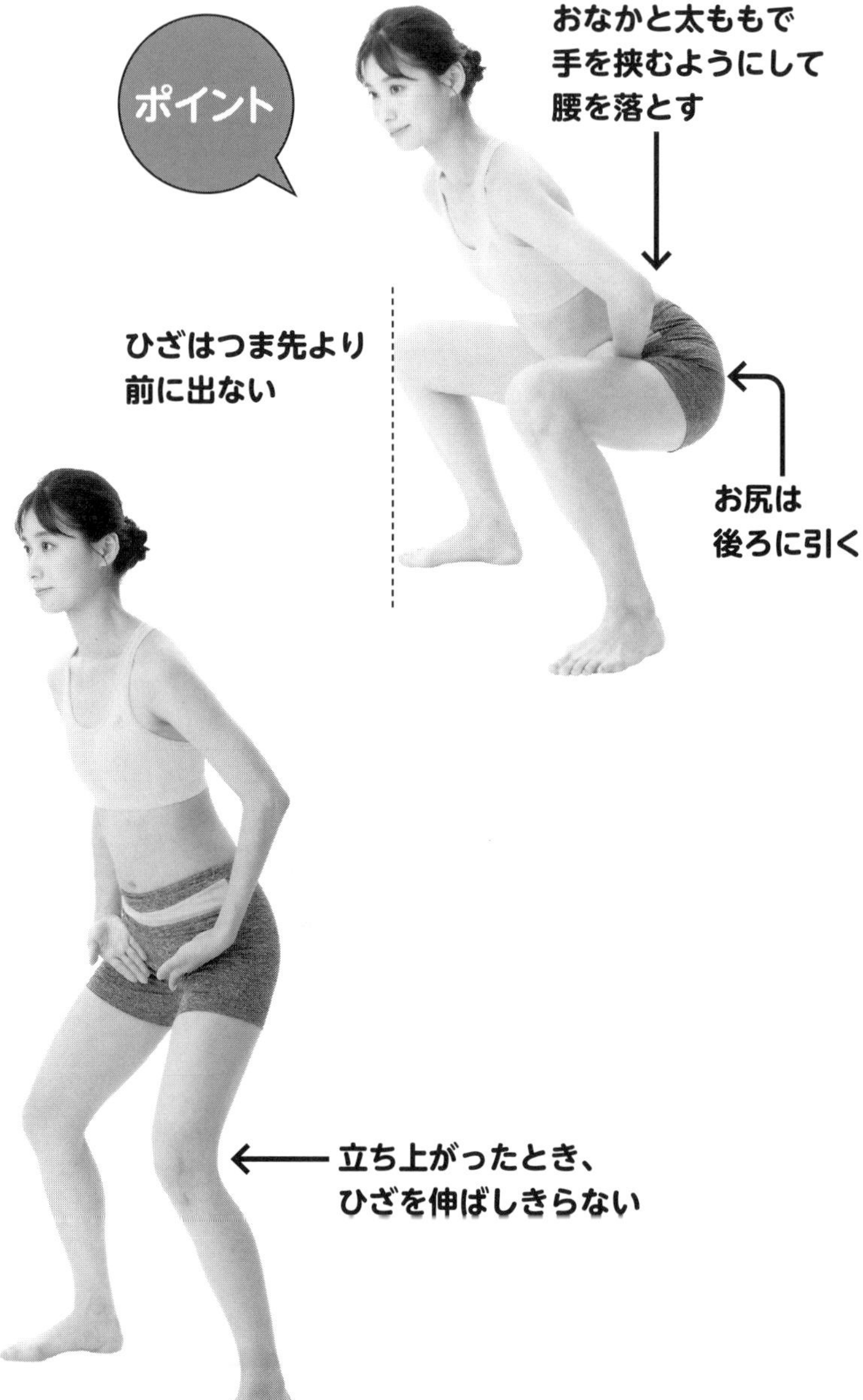
ポイント
おなかと太ももで
手を挟むようにして
腰を落とす
ひざはつま先より
前に出ない
お尻は
後ろに引く
立ち上がったとき、
ひざを伸ばしきらない

手を股関節に当てると、自然と正しい姿勢になる

手を股関節に当ててやる理由は、ひざがつま先より前に出ない姿勢を身につけるためです。腰を落としていくとき、手のひらをおなかと太ももで挟み、お尻を後ろに突き出すようにすると、自然と前傾姿勢になり、ひざがつま先より前に出にくくなります。

立ち上がったとき、ひざを伸ばしきらない

スロトレでは「筋肉が力を出し続ける」ことが重要です。しかし、ひざを伸ばしきると、関節が固定され(ロックされた状態)、筋肉の力が抜けてしまいます。ひざを伸ばしきらない状態（ノンロック）にすると、力が入った状態を維持できます。

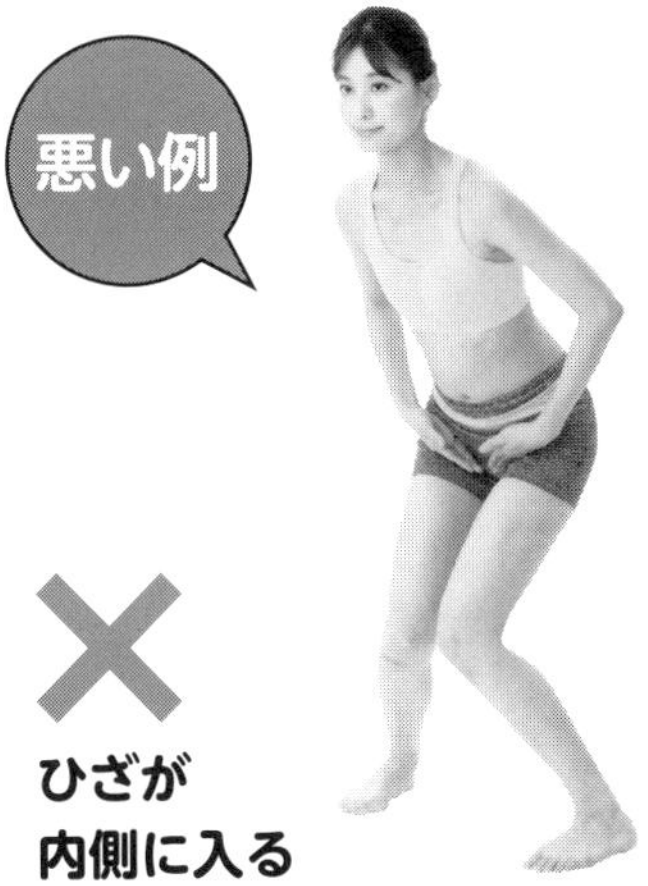

ひざが内側に入る

ひざを痛めやすいので注意。ひざは足先と同じ方向で、やや外側を向くように

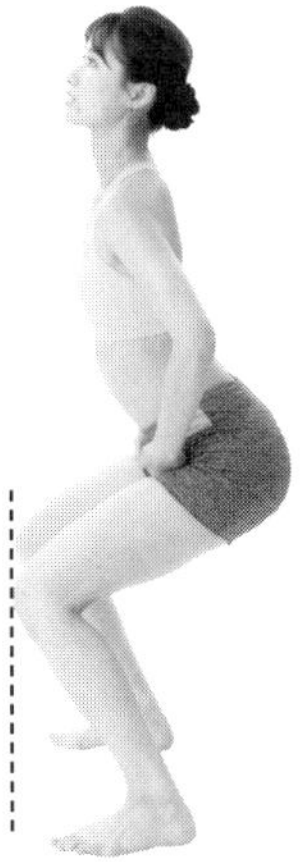

ひざがつま先より前に出る

ひざがつま先より前に出ると、ひざへの負担が大きくなり、ひざを痛める原因になる

手を伸ばした「スロースクワット」のやり方

つま先は少しだけ
外側に開く

1 足を肩幅に開いて、両手を前方に突き出し、やや腰を落とす

ゆっくり、ゆっくり
腰を落とす
4秒
太ももと床が
平行になるまで
腰を落とす

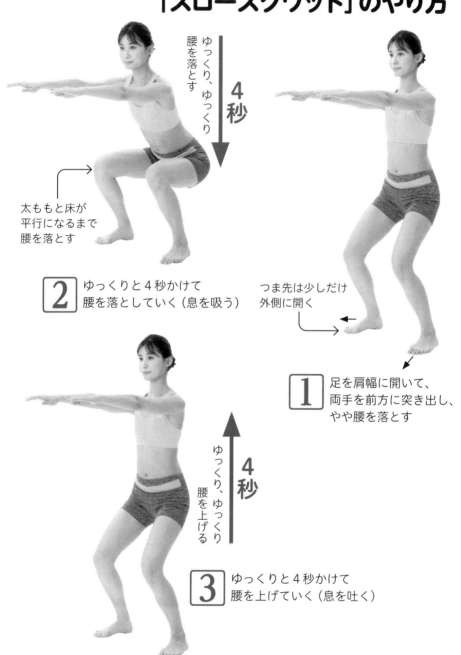

2 ゆっくりと4秒かけて腰を落としていく（息を吸う）

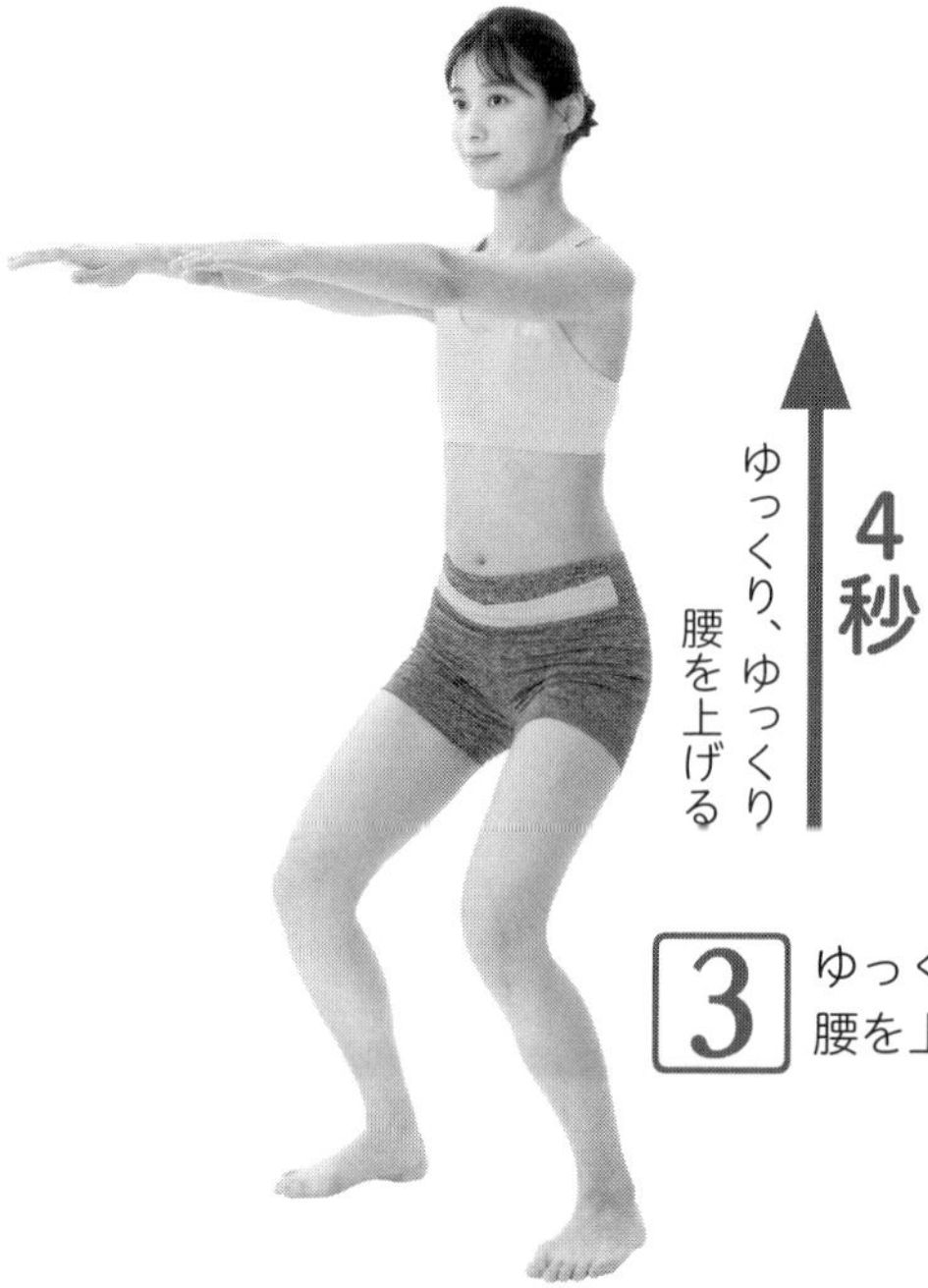
ゆっくり、ゆっくり
腰を上げる
4秒

3 ゆっくりと4秒かけて腰を上げていく（息を吐く）

1日3セットを週に2～3回
※2～3を5～8回繰り返して1セット

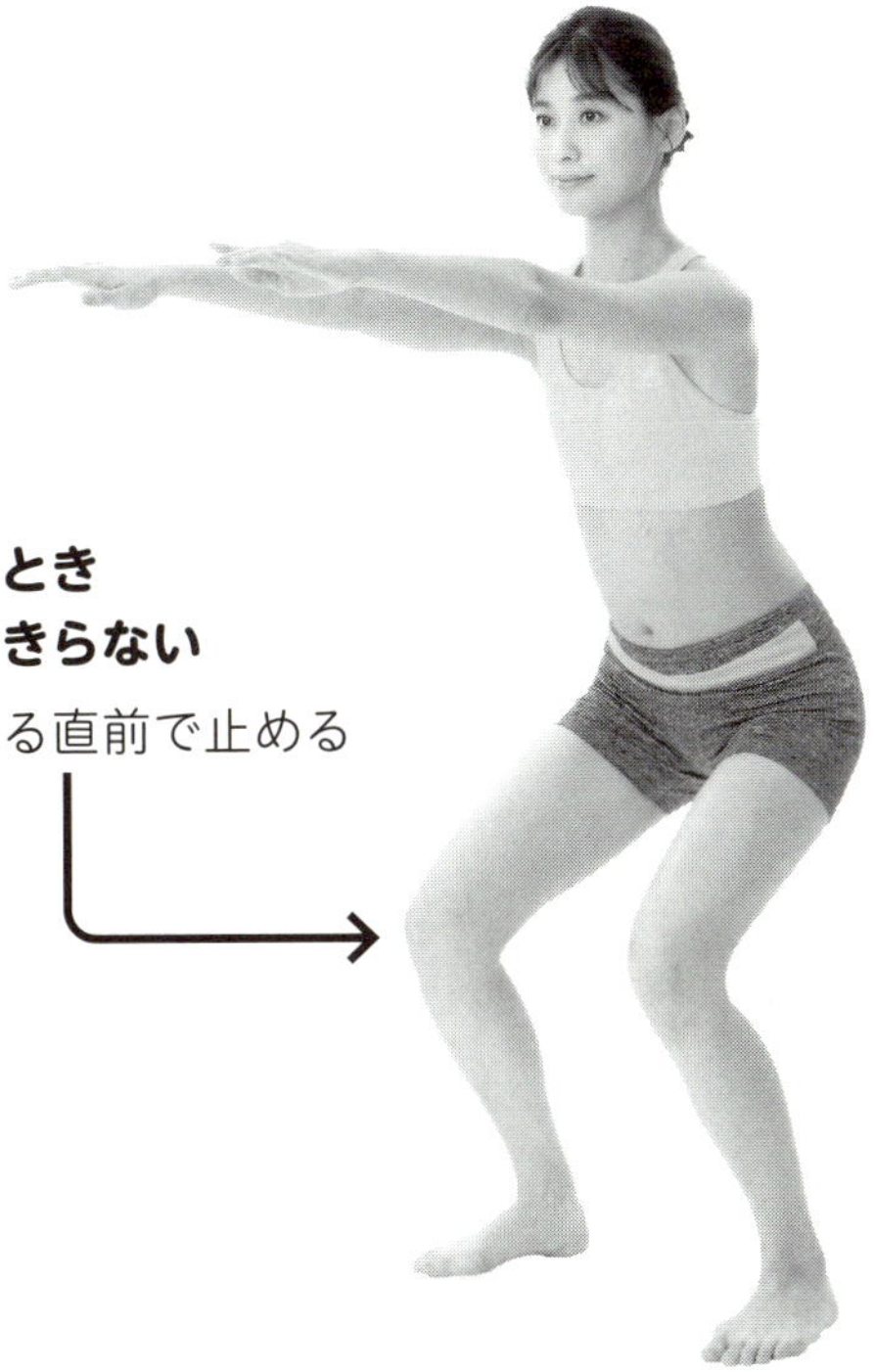
ポイント
立ち上がったとき
ひざを伸ばしきらない
ひざが伸びきる直前で止める

手を突き出す分だけ負荷がかかる

基本のスロースクワットに慣れたら、手のひらを前に突き出してやってみましょう。突き出した両腕の重さの分だけ、肩や背中に負荷がよけいにかかります。

腰は太ももと床が平行になるまで下げるのが理想ですが、深くしゃがめない場合には、できるところまで（ハーフスクワット）でかまいません。

体力に自信がない人のやり方①
〈イスから立つだけスロースクワット〉

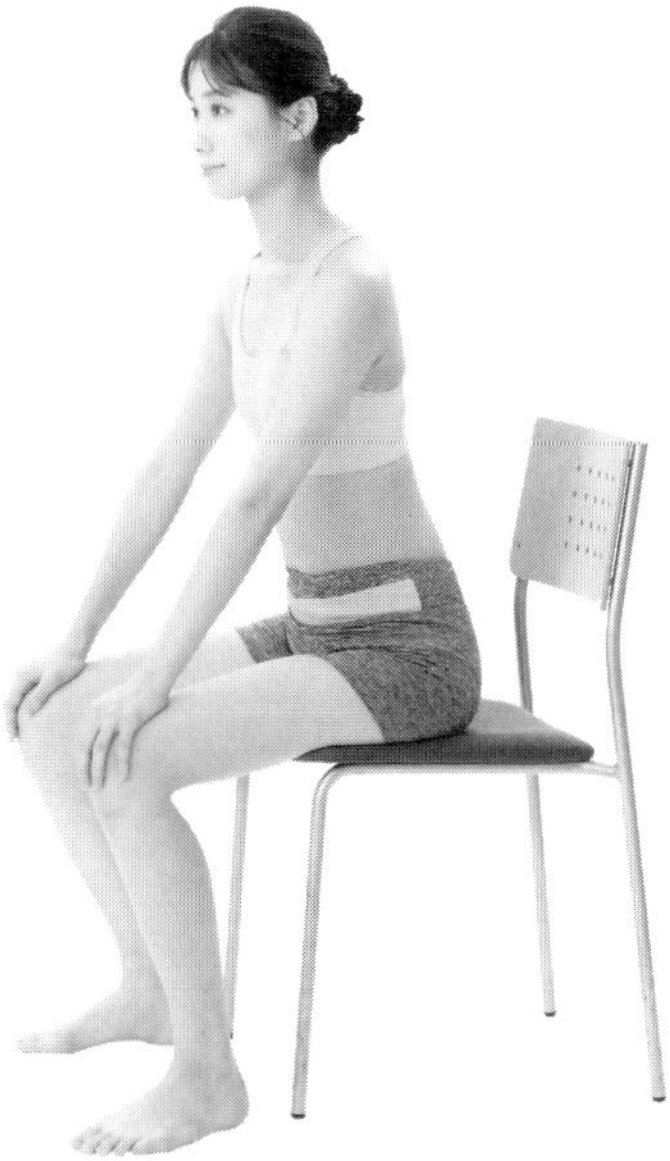

1 イスに浅く腰かけ、両手をひざにつく

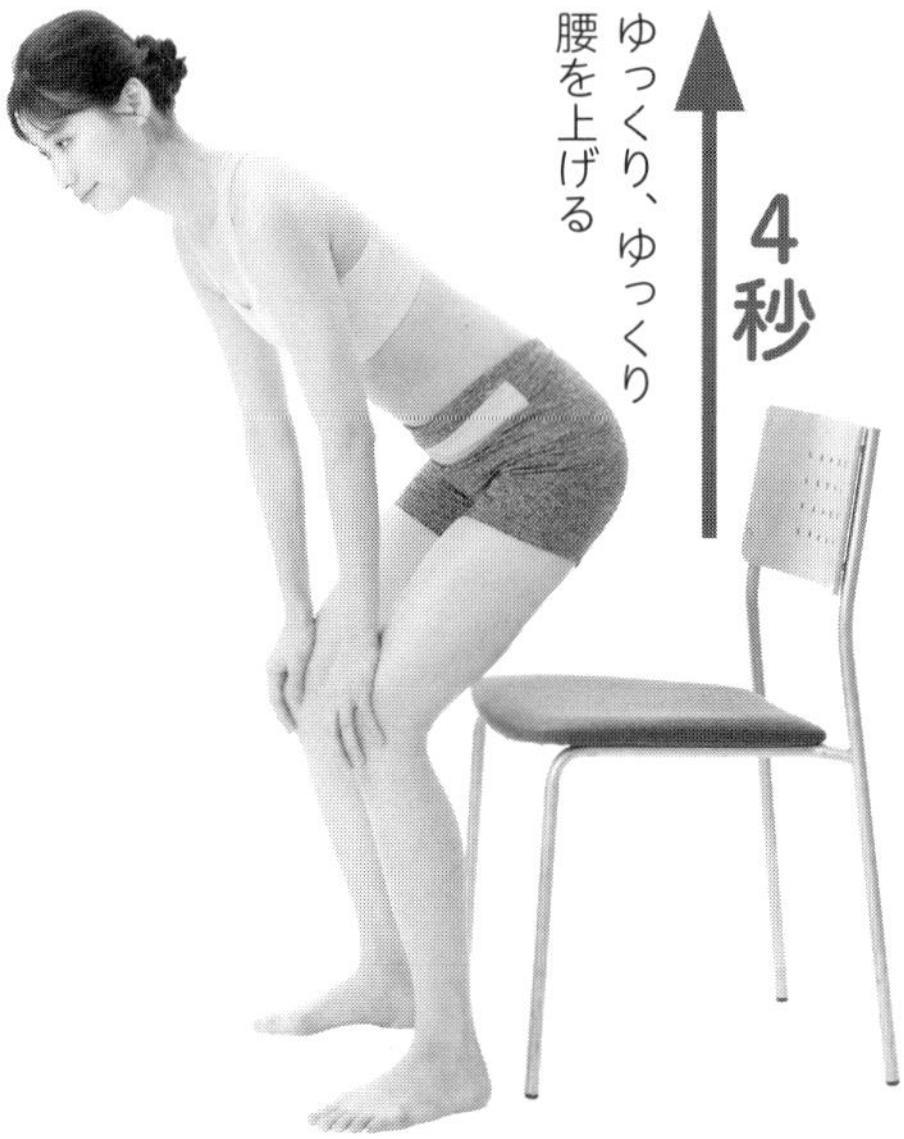

ゆっくり、ゆっくり
腰を上げる
4秒

2 体を前に傾けて、ゆっくりと4秒かけて立ち上がる（息を吐く）

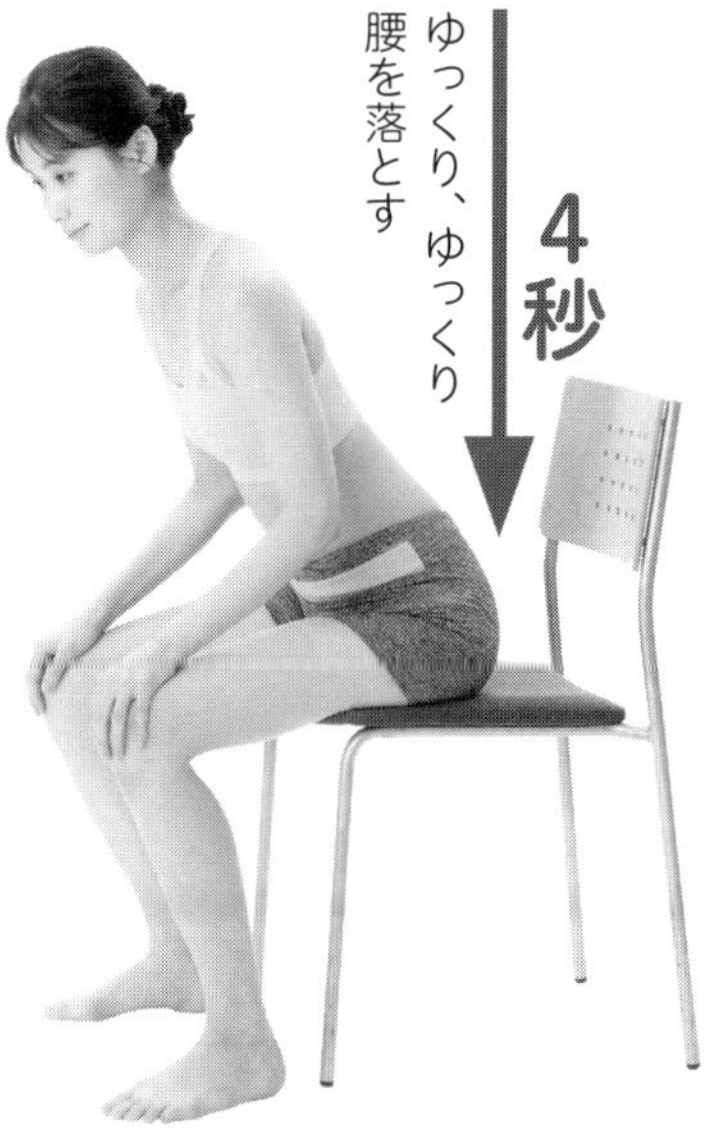

ゆっくり、ゆっくり
腰を落とす
4秒

3 ひざに手をついたまま、ゆっくりと4秒かけて腰を落としていく（息を吸う）

※3は、できればお尻がイスにつく寸前くらいまで下ろしたら、座り込まず、そのまま立ち上がるのがベスト。つらい人は、イスに座ってから立ち上がってもかまわない

※回数は少なめから始め、慣れたら、徐々に回数やセット数を増やしていく

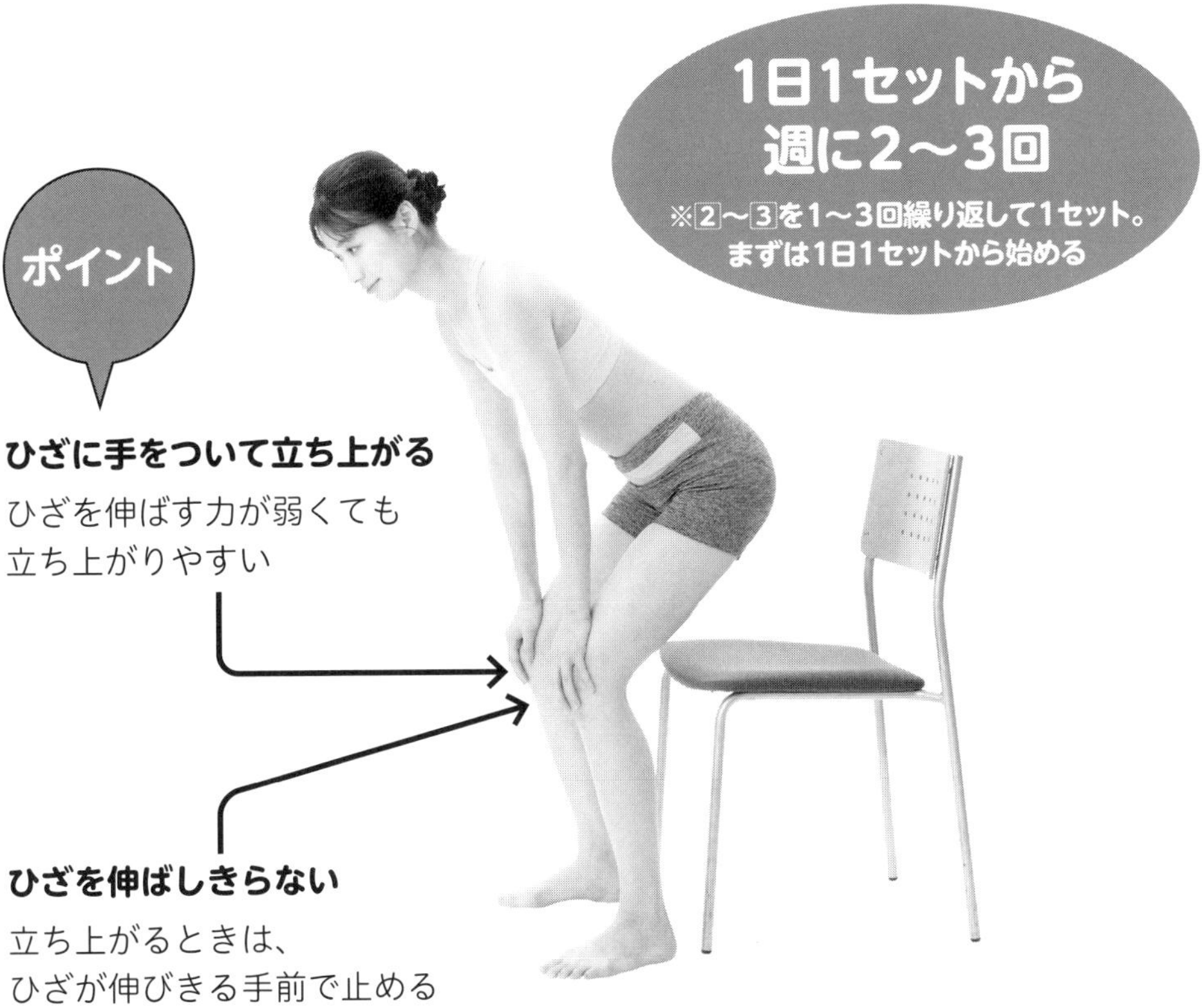
1日1セットから
週に2～3回
※2～3を1～3回繰り返して1セット。
まずは1日1セットから始める
ポイント
ひざに手をついて立ち上がる
ひざを伸ばす力が弱くても
立ち上がりやすい
ひざを伸ばしきらない
立ち上がるときは、
ひざが伸びきる手前で止める

ふだんの日常生活で イスから立ち上がるときにするといい

体力に自信がないかた向けに、基本のものよりやさしいスロースクワットをご紹介します。ひざに手をつくと、重心を前に持っていけるので、ひざを伸ばす力が弱くても立ち上がりやすくなります。

このイススクワットは、ふだんの生活の中でも実践できます。例えば、これから動こうとして立ち上がるとき、1回で立ち上がるのではなく、このスロースクワットを3回ぐらいやってから立ち上がり、歩き出すといいでしょう。

体力に自信がない人のやり方②
〈腕をクロスしてイスから立つだけ〉

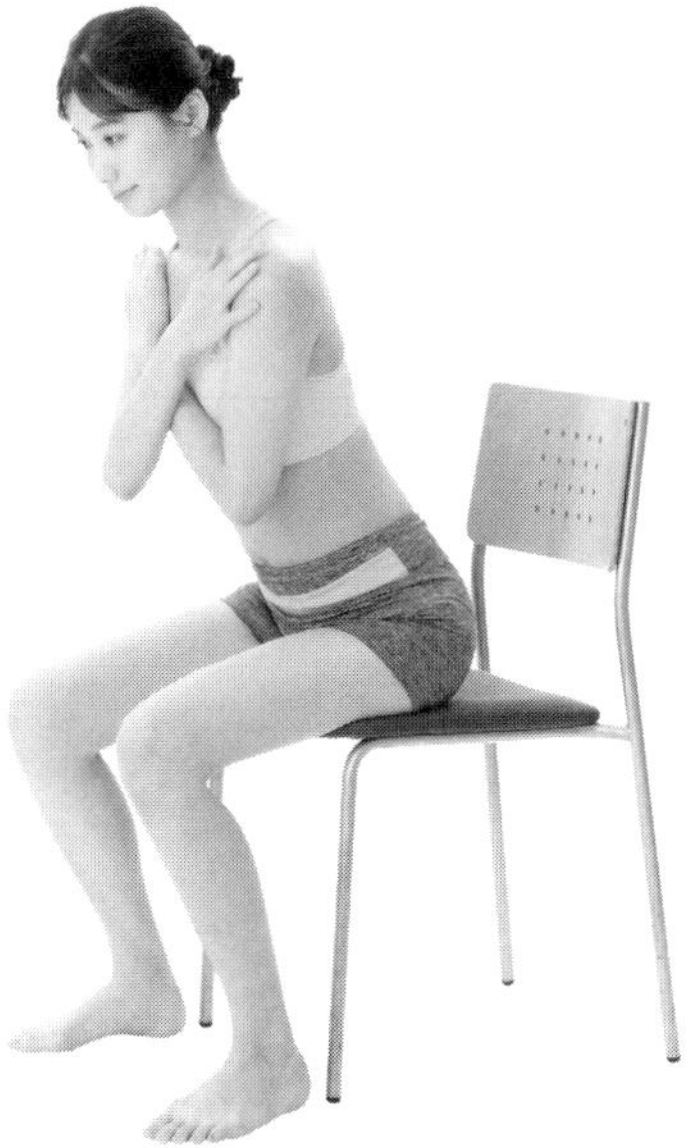

1 イスに浅く腰かけ、
両腕を胸の前で交差させる

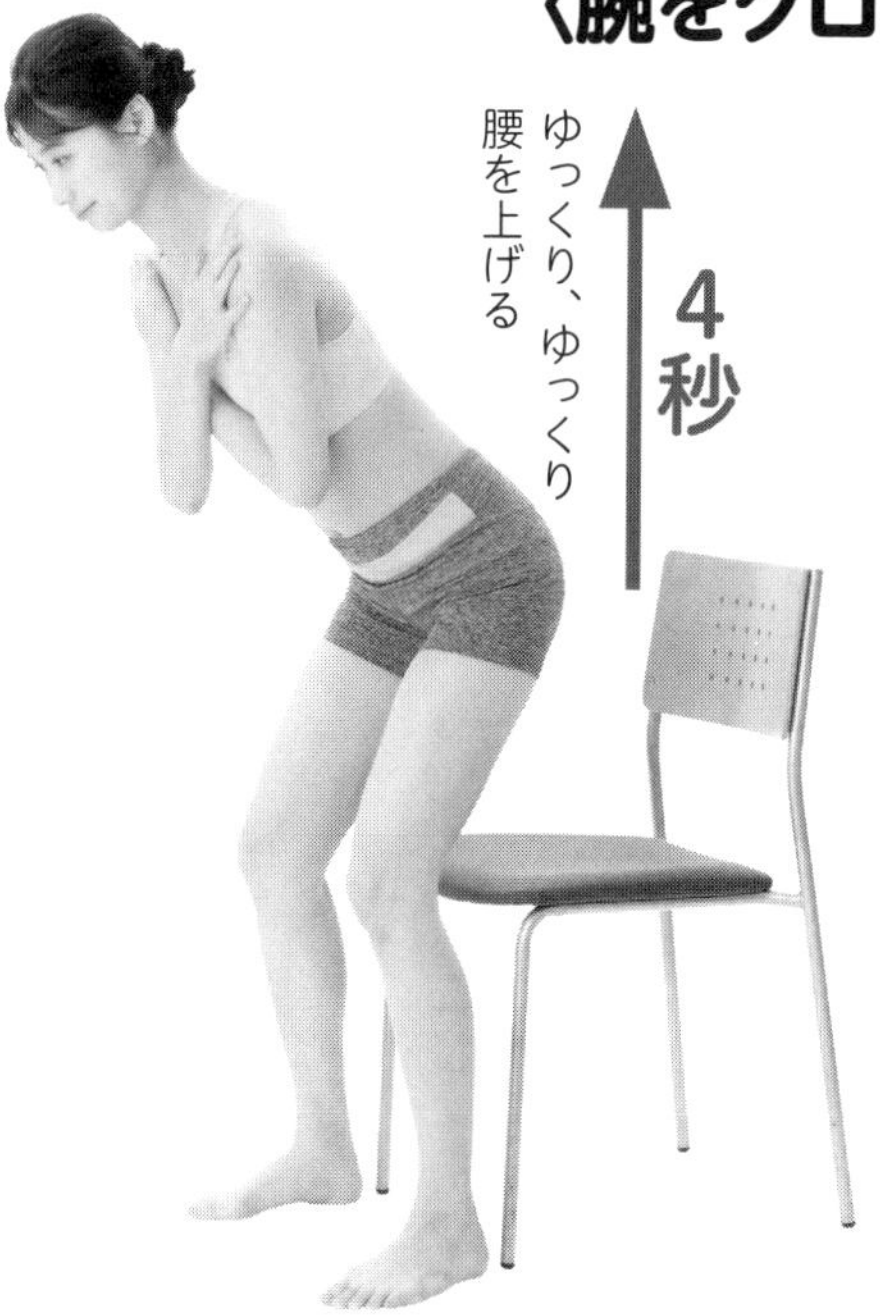

ゆっくり、ゆっくり
腰を上げる

4秒

2 体を前に傾け、ゆっくりと4秒かけて
腰を上げていく（息を吐く）

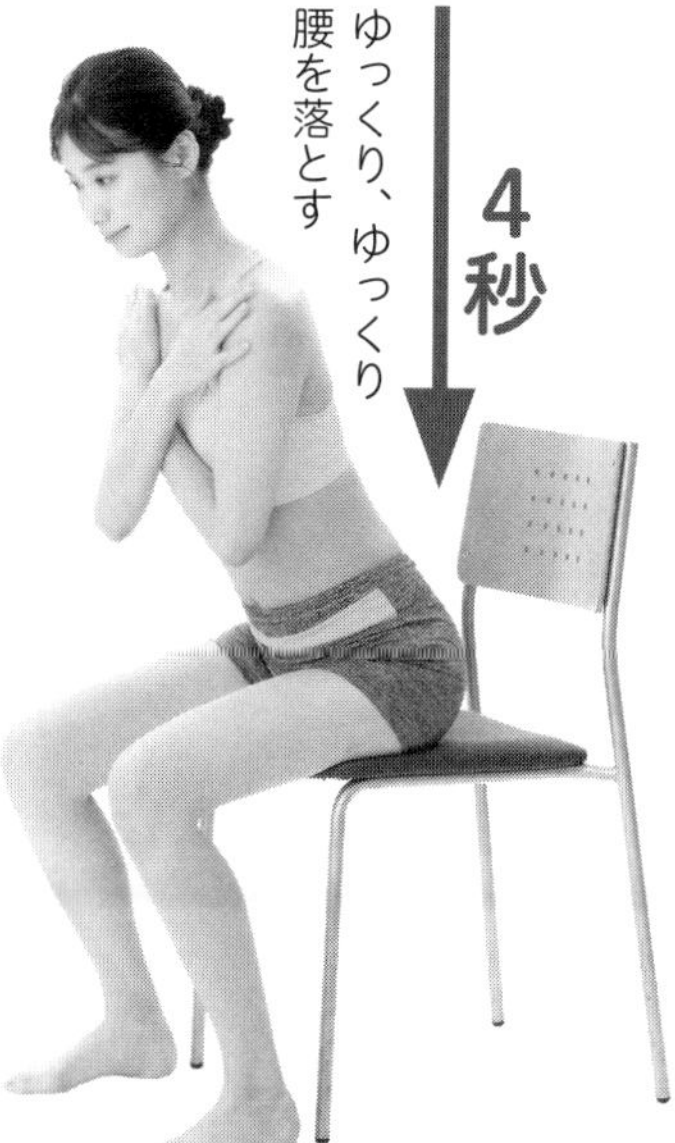

ゆっくり、ゆっくり
腰を落とす

4秒

3 腕はそのままで、
ゆっくりと4秒かけて腰を
落としていく（息を吸う）

※3は、できればお尻がイスにつく寸前くらいまで下ろしたら、座り込まずに、そのまま立ち上がっていくのがベスト

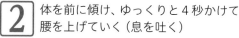

1日1セットから
週に2〜3回

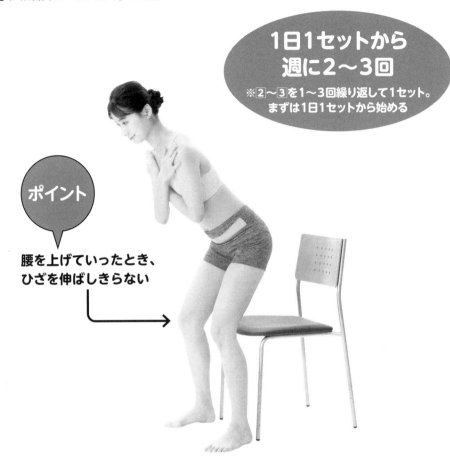

※2〜3を1〜3回繰り返して1セット。
まずは1日1セットから始める

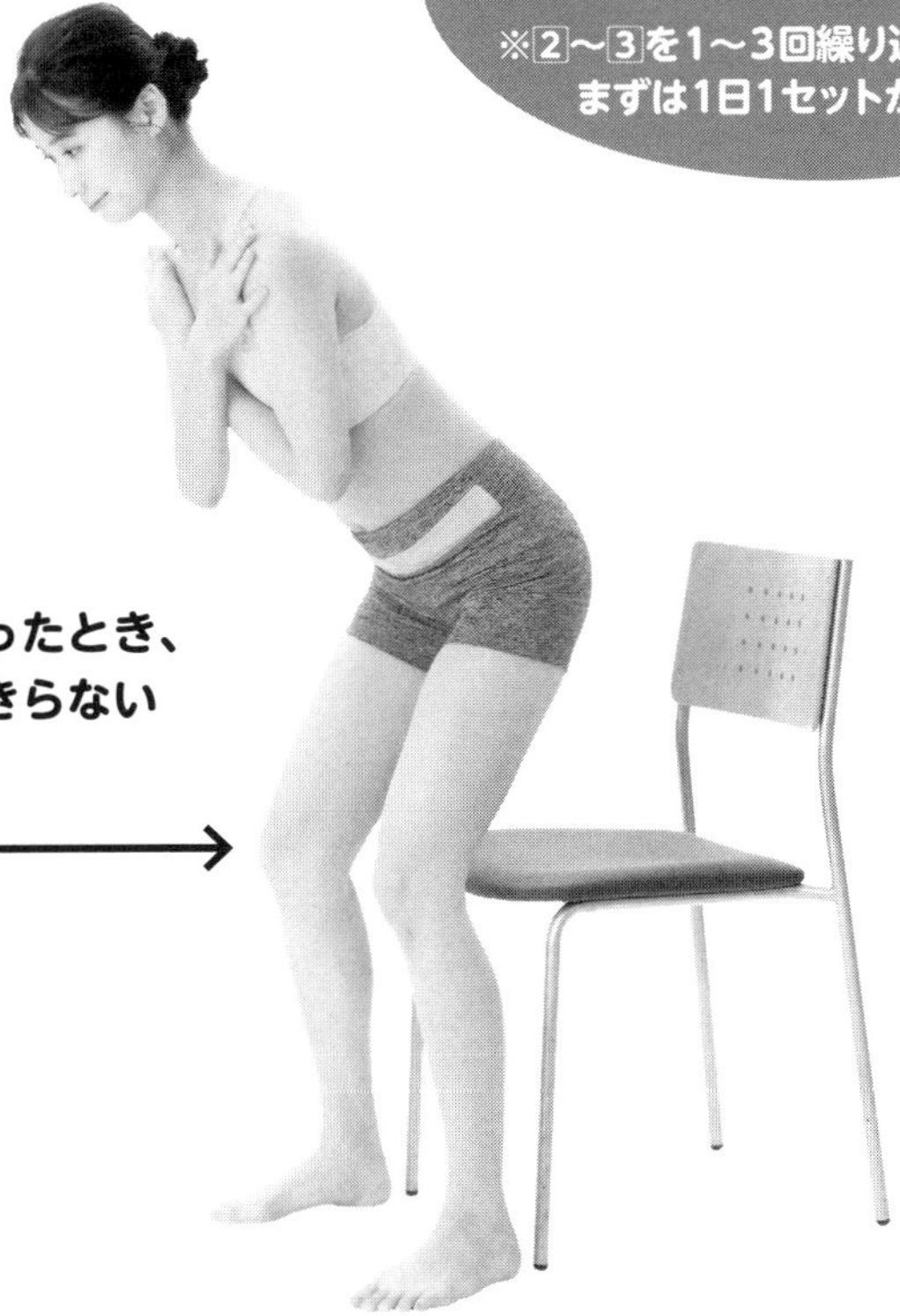

ポイント

腰を上げていったとき、
ひざを伸ばしきらない

安全に、かつ効果的に鍛えられる

手をひざについて行うスロースクワットができるようになったら、腕を胸の前で組んで立ち上がるスロースクワットをやってみましょう。手を使わない分、脚の筋力が効果的に鍛えられます。

きつければイスに座って休んでもいいので、イスがある分だけ安心できます。ひざを痛める心配もありません。

体力に自信がない人のやり方③
〈つかまりスロースクワット〉

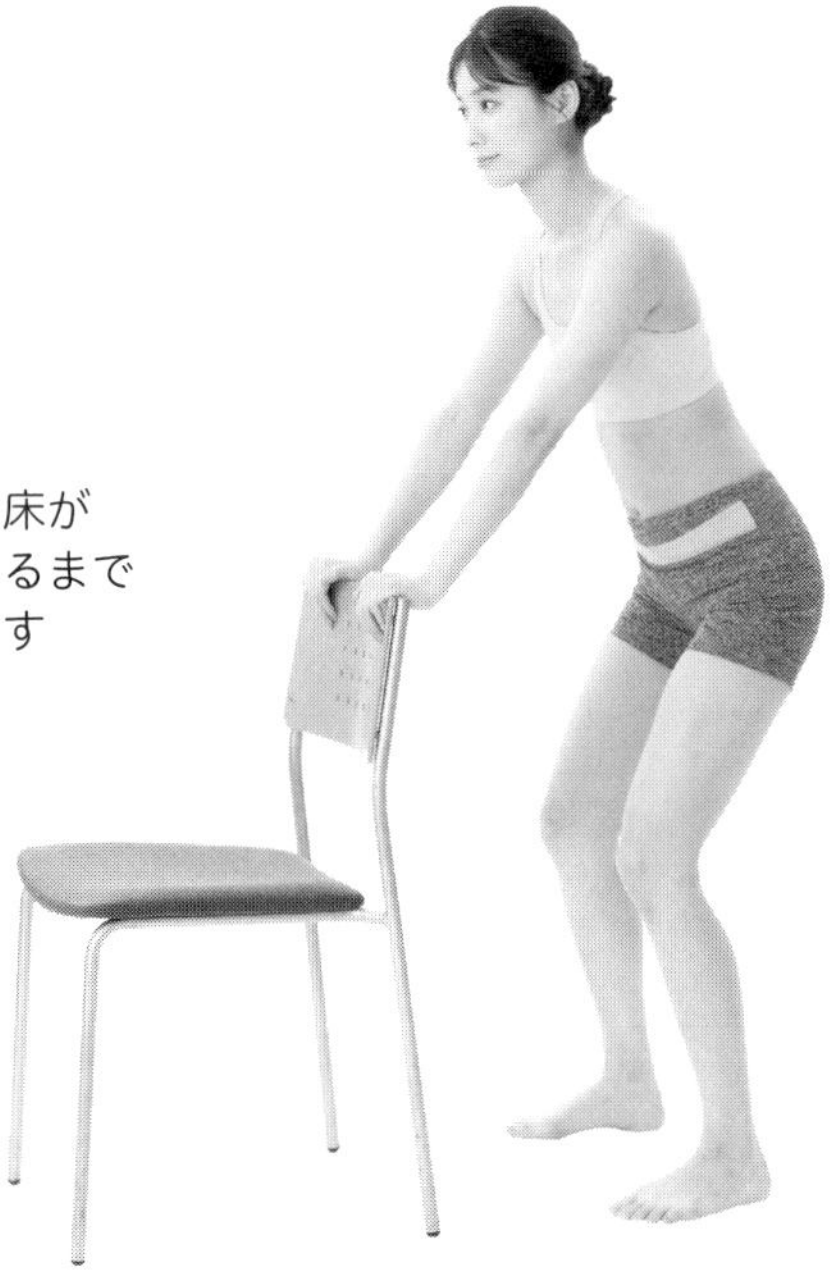

1 両手を
イスの背にかける

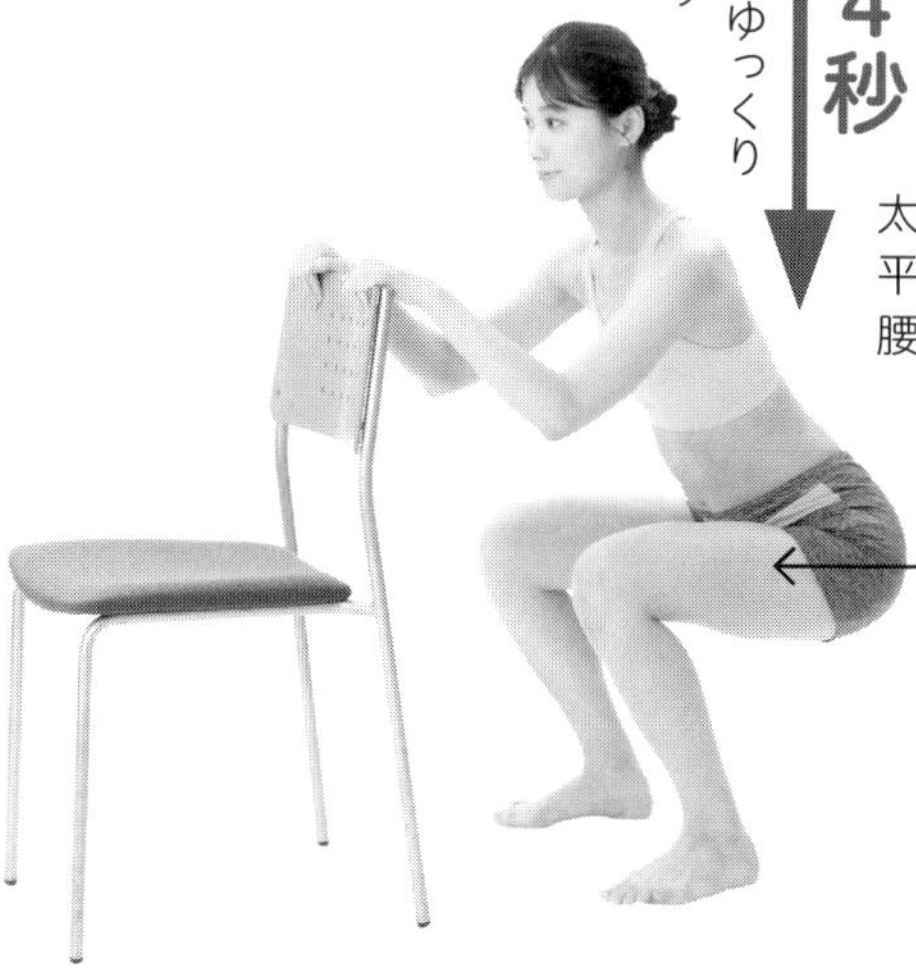
ゆっくり、ゆっくり
腰を落とす
4秒
太ももと床が
平行になるまで
腰を落とす

2 イスの背に手をかけたまま、
体を前に傾けて、
ゆっくりと４秒かけて
腰を落としていく（息を吸う）

3 ゆっくりと４秒かけて
腰を上げていく
（息を吐く）

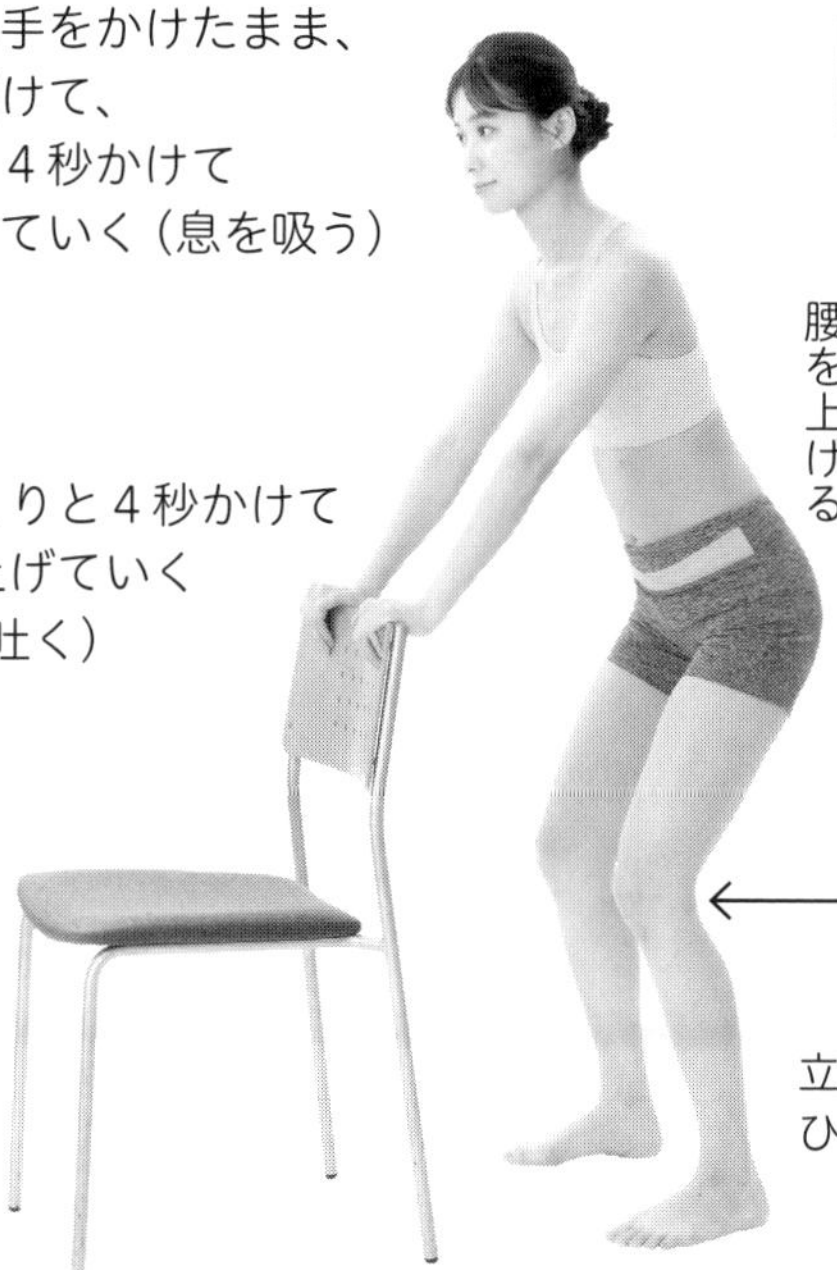
ゆっくり、ゆっくり
腰を上げる
4秒
立ち上がったとき
ひざを伸ばしきらない

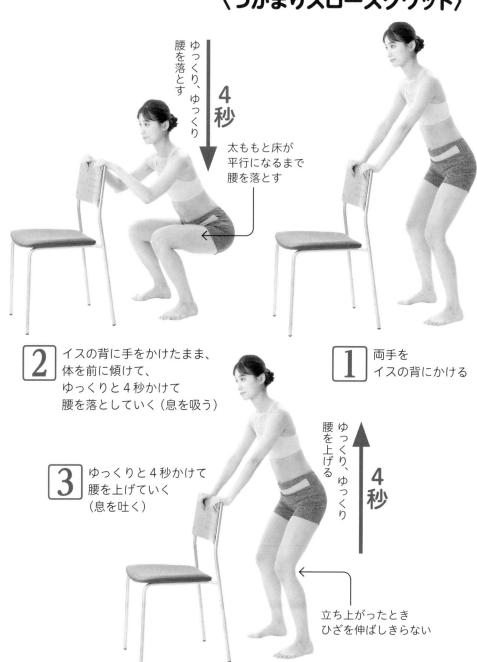

1日1セットから 週に2～3回

※2～3を1～3回繰り返して1セット。理想は3セットだが、まずは1セットから

ポイント

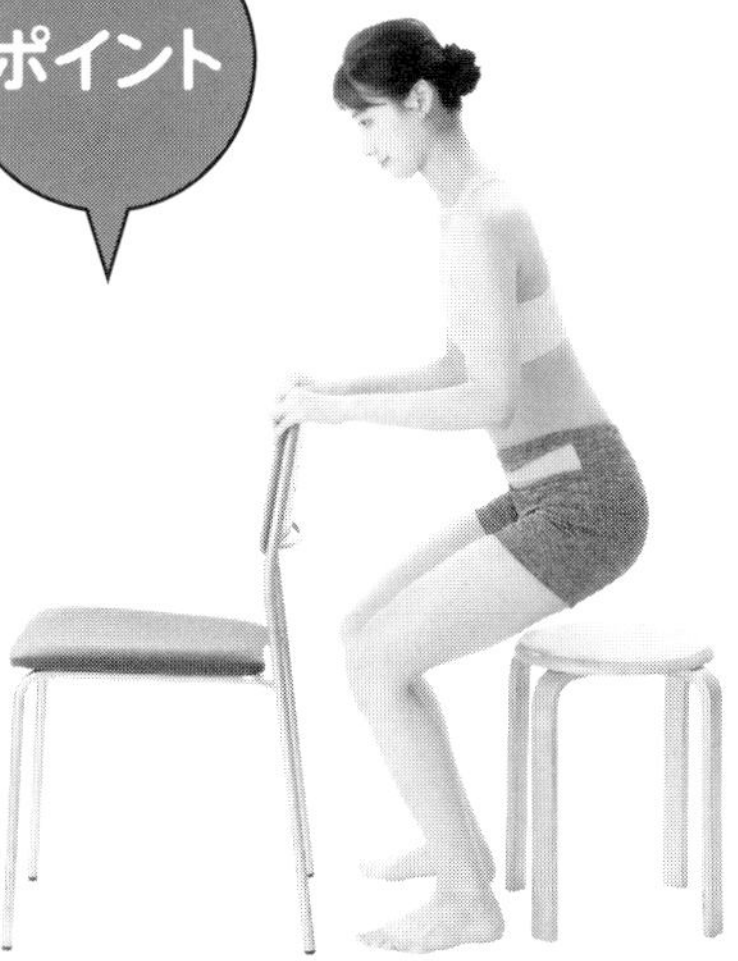

心配な場合は座るイスを用意

上体は前に傾けてしゃがむ

体をかぶせたほうが
ひざへの負担は少ない

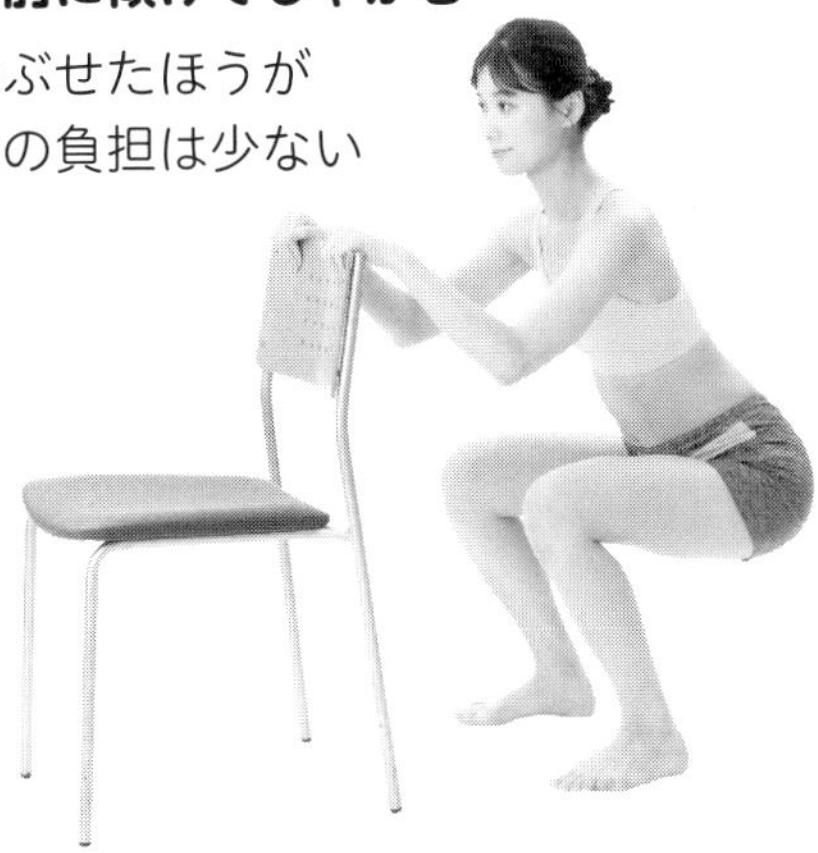

背中をそらさない！　ひざを痛めるおそれ

年輩のかたは、体を前に倒すことに恐怖心を持つ人が少なくありません。このため、体をまっすぐにするつもりが、背中をそらしてひざが前に出てしまう人がいます。これではひざを痛める可能性があります。また、内股になったり、背中が丸まりすぎたりするのも×です。

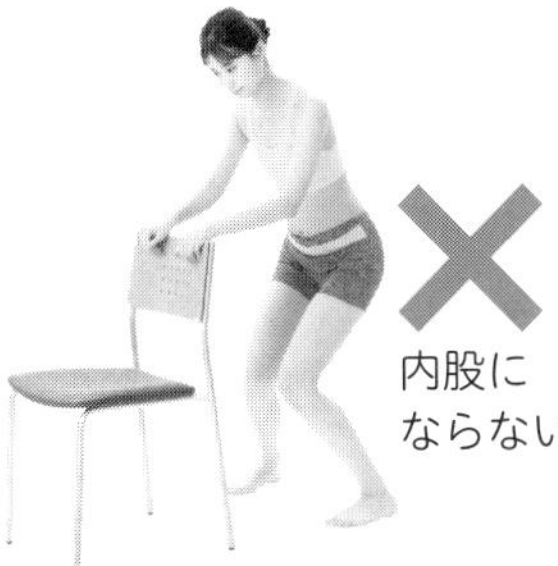

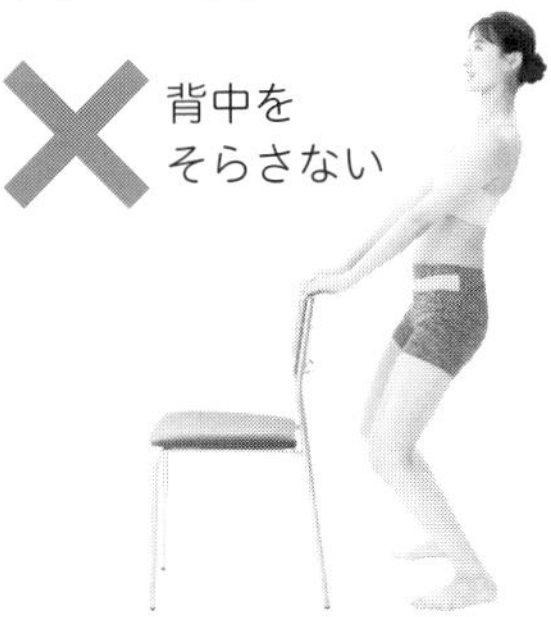

ひざ・足首に不安がある人のやり方
〈ワイドスロースクワット〉

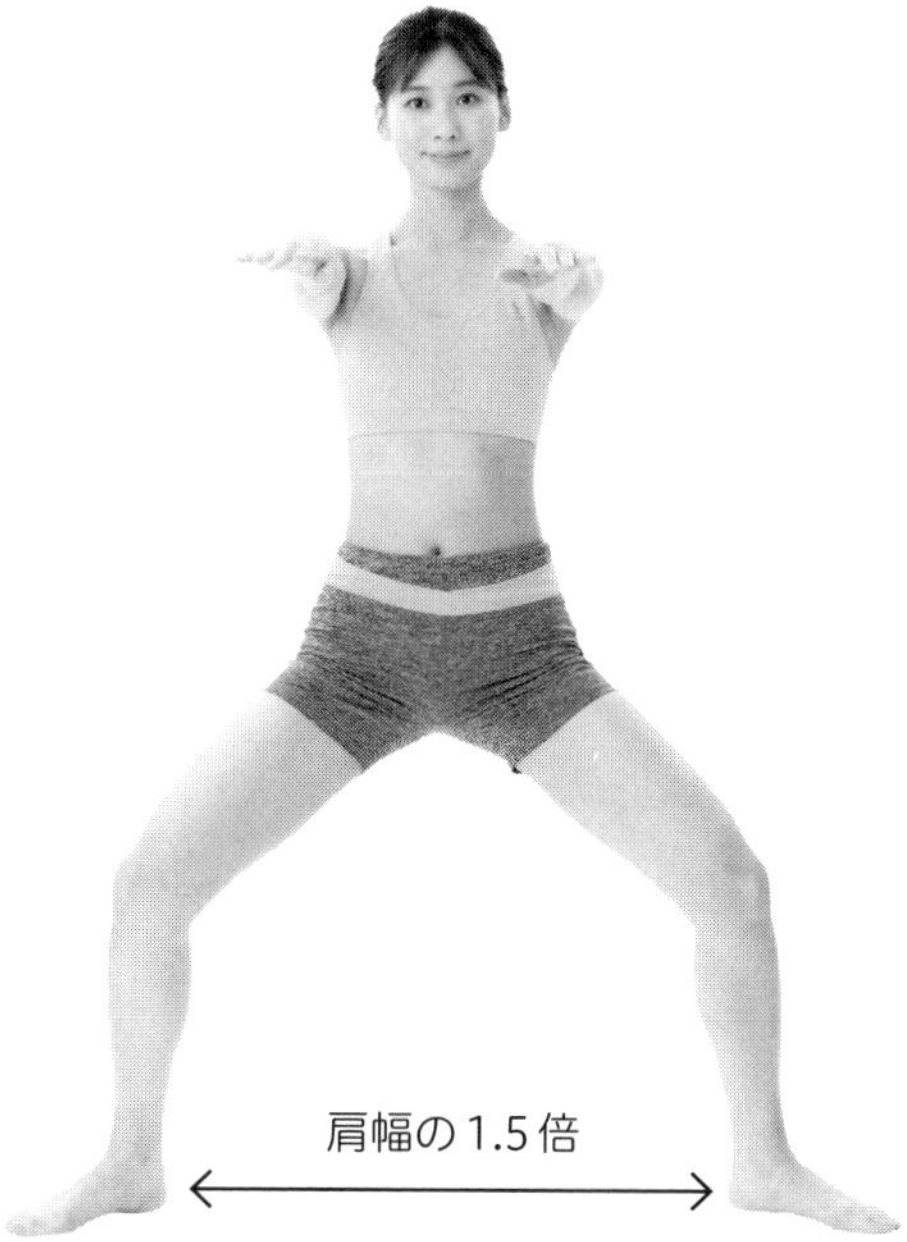
肩幅の1.5倍

1 足を肩幅の1.5倍（約80㎝幅）に
開いて立ち、
両手を前方に突き出す

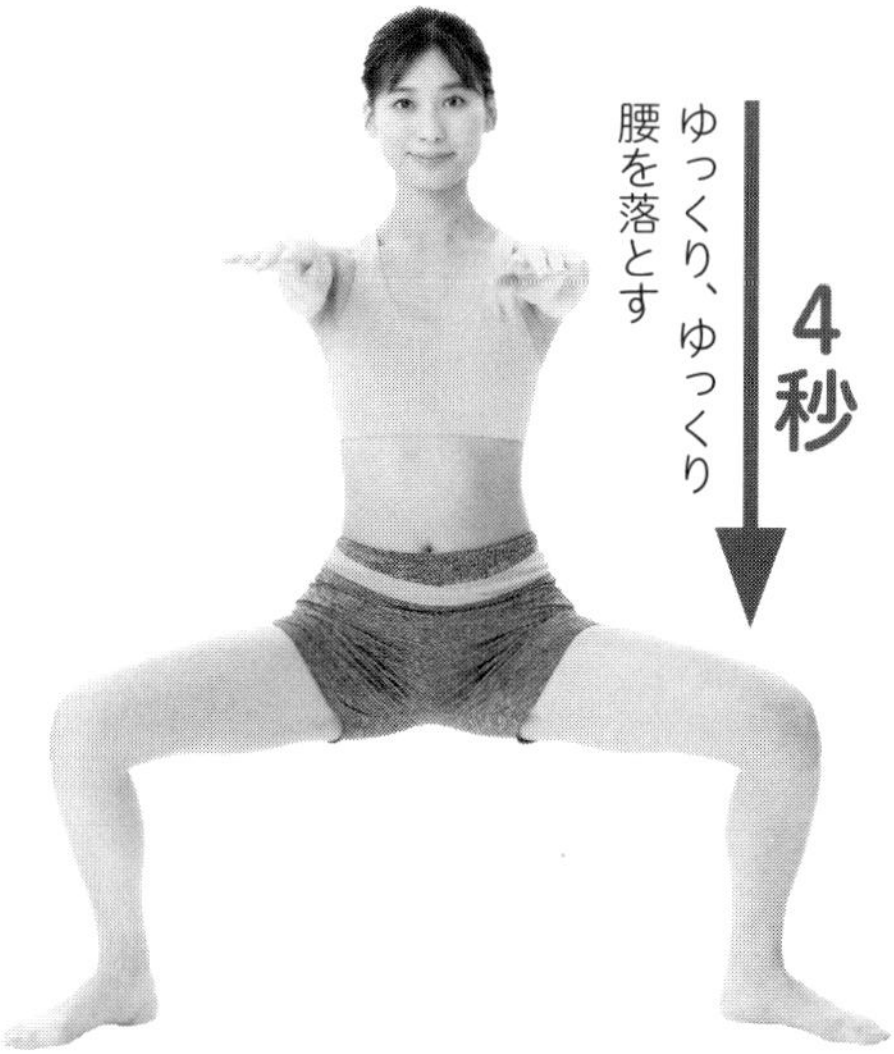
ゆっくり、ゆっくり
腰を落とす
4秒

2 ゆっくりと4秒かけて
腰を落としていく
（息を吸う）

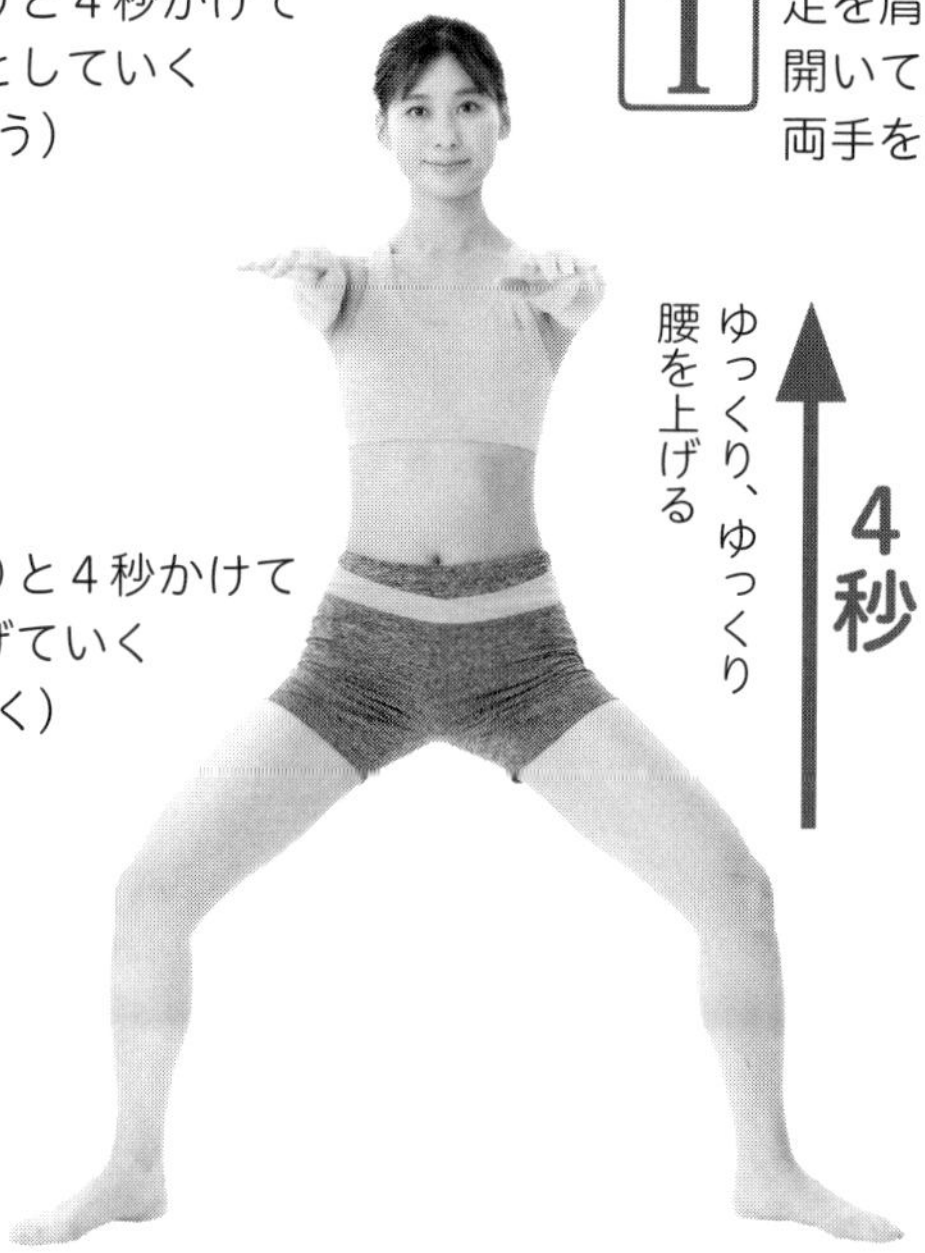
ゆっくり、ゆっくり
腰を上げる
4秒

3 ゆっくりと4秒かけて
腰を上げていく
（息を吐く）

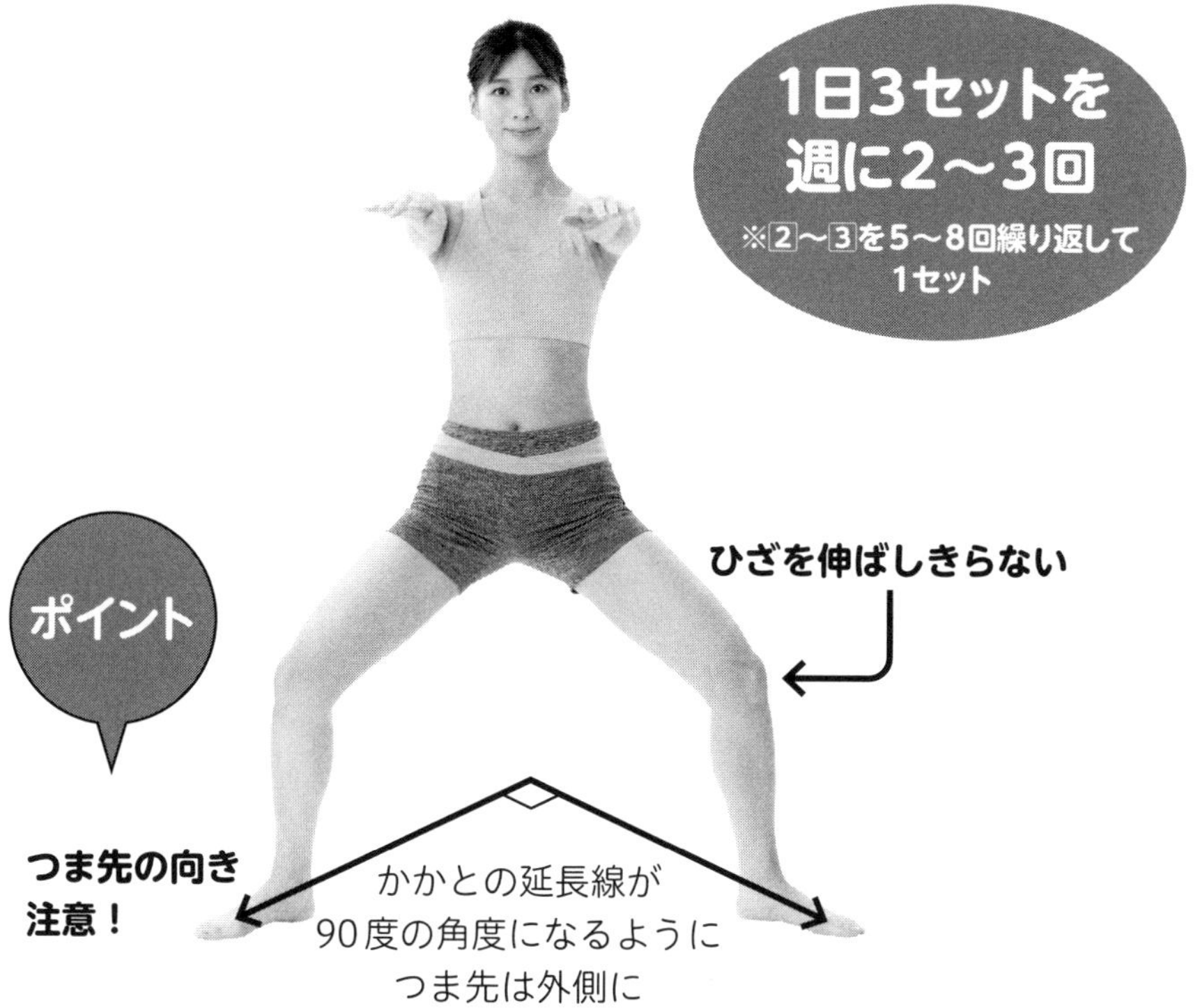
1日3セットを
週に2〜3回
※2〜3を5〜8回繰り返して
1セット
ひざを伸ばしきらない
ポイント
つま先の向き
注意！
かかとの延長線が
90度の角度になるように
つま先は外側に

北里大学との共同研究で実施したスロースクワット

ひざに負担の少ない「ワイドスロースクワット」です。相撲の四股を踏む姿勢に似ているので「相撲スクワット」と呼んでもいいでしょう。足幅を広くして、相撲の四股を踏むようにスクワットを行うと、ひざの痛みが出にくいのです。ひざ周辺の筋肉強化ができれば、ひざ痛の軽減にも役立ちます。私たちが北里大学との共同研究で、70歳以上の糖尿病の患者さんに実際にやっていただいたスクワットです。高齢の患者さんは、ひざを痛めている人が多いので、糖尿病＆ひざ痛でお悩みのかたはぜひ試してみるといいでしょう。

また、足首が硬いと、基本のスクワットをしたとき、かかとが浮いてしまうことがあります。そうしたかたも相撲スクワットであれば、足首に負担かからず、安全です。

上級者の「スロースクワット」のやり方
〈スプリットスロースクワット〉

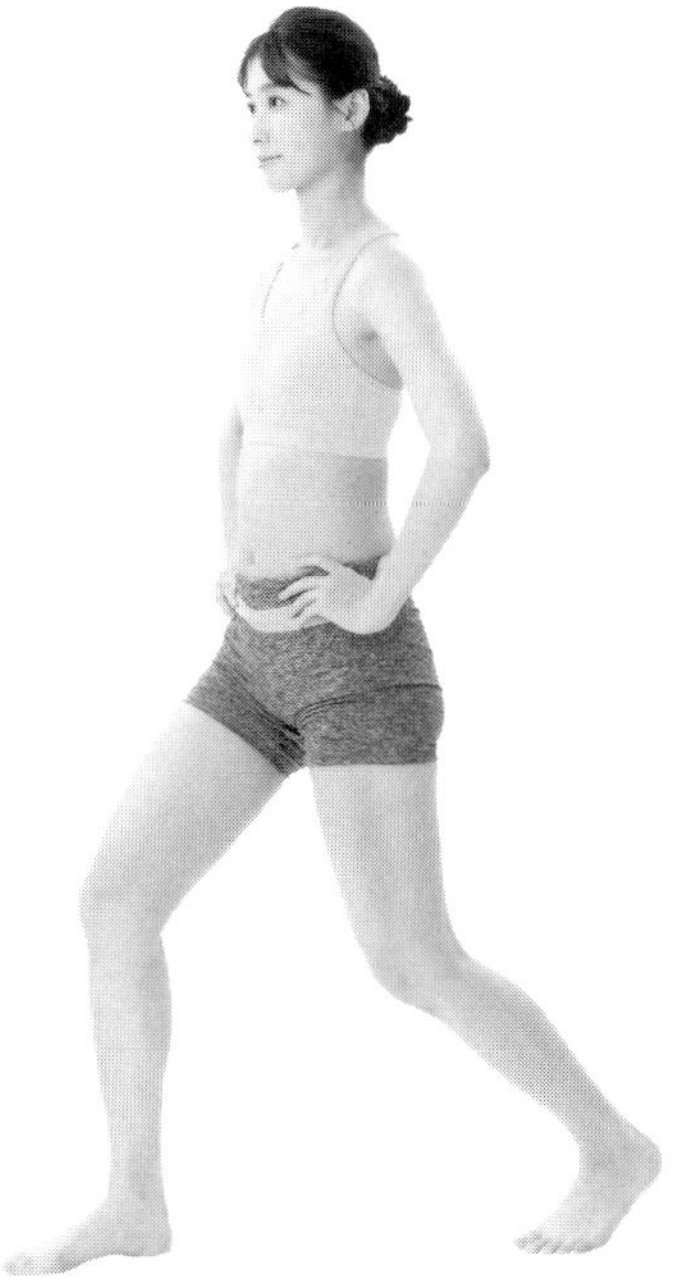

1 足を前後開脚して立ち、
手は腰に当て、
少しひざを曲げる
足は開きすぎない

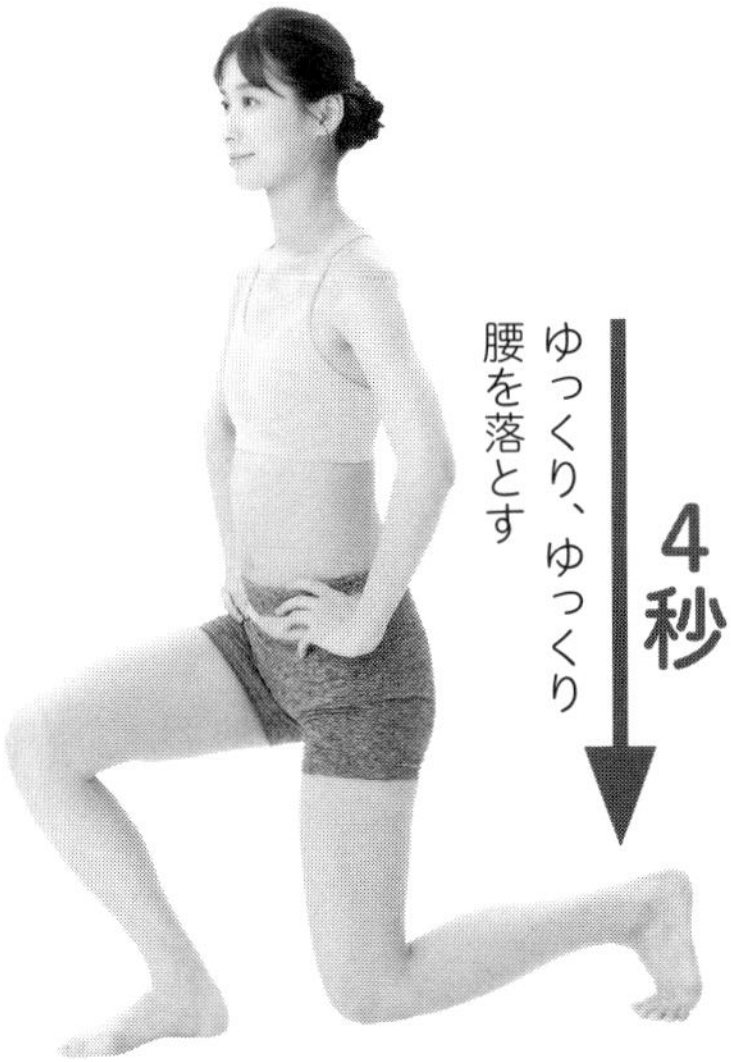
ゆっくり、ゆっくり
腰を落とす
4秒

2 ゆっくり４秒かけて、
腰を下ろす（息を吸う）

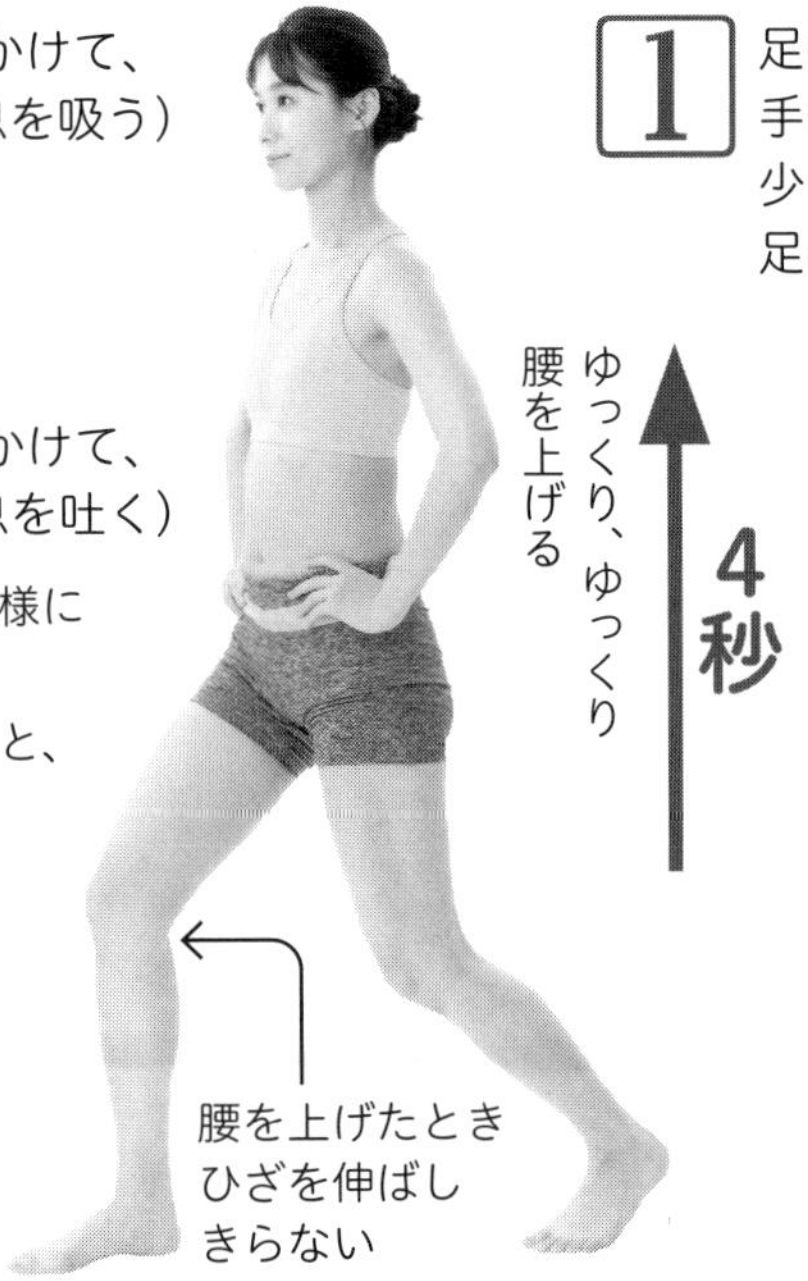
ゆっくり、ゆっくり
腰を上げる
4秒
腰を上げたとき
ひざを伸ばし
きらない

3 ゆっくり４秒かけて、
腰を上げる（息を吐く）

※足を前後逆にして、同様に繰り返す

※開く足幅を大きくとると、それだけ高い負荷をかけることができる

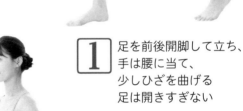

1日3セットを週に2～3回
※2～3を5～10回繰り返して1セット

ポイント
上体はまっすぐ
肩と股関節、ひざが
一直線になるように
肩
股関節
ひざ
前側の足は床と
平行になるまで
腰を落とす

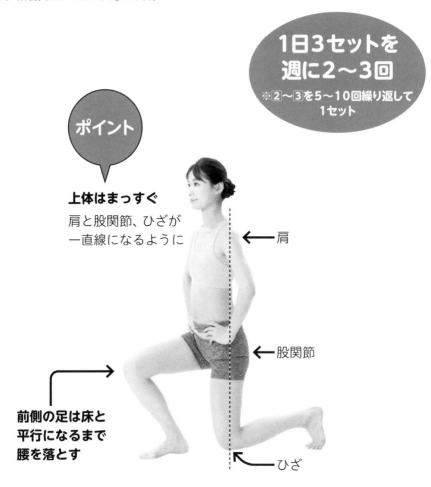

10回続けてできたら筋力はアスリート並み

スプリットスロースクワットは、かなり強度の高いスクワットです。もしも10回続けてできるようでしたら、筋力はアスリートレベルといっていいかもしれません。8回でもかなりハードですので、5回で十分なくらいです。ひざと股関節を安定させる筋肉を鍛えるのにも役立ちます。

さらに上級者の「スロースクワット」のやり方
〈クロスレッグスロースクワット〉

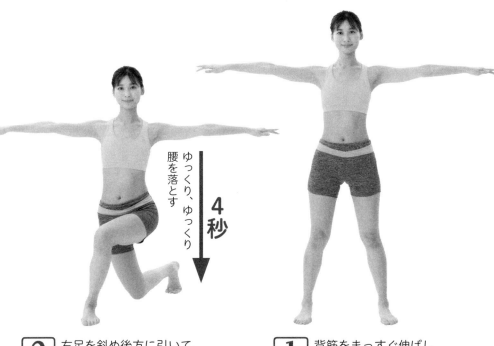

1 背筋をまっすぐ伸ばし、
手足を大の字に開いて立つ

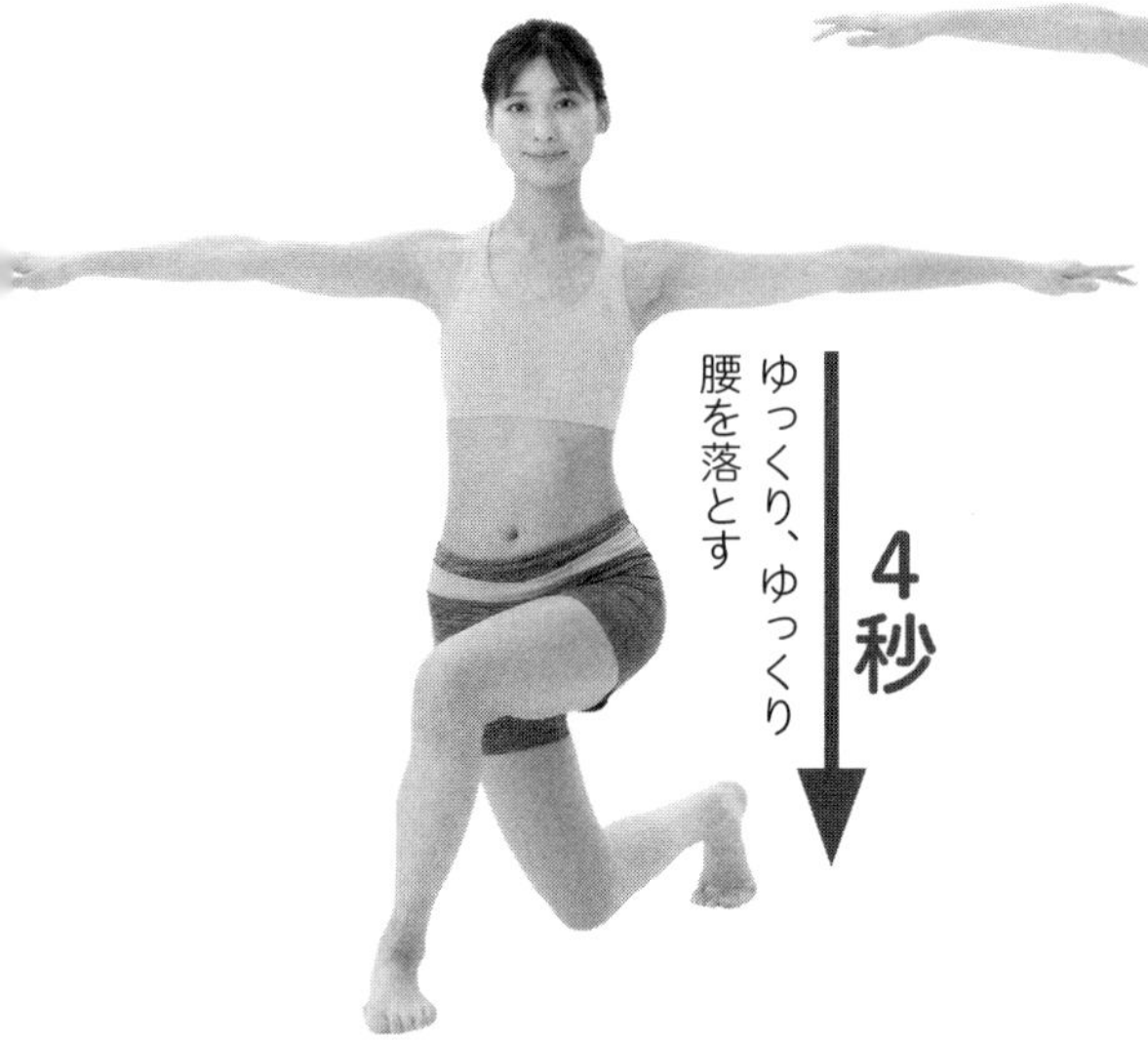

2 右足を斜め後方に引いて、
ゆっくり４秒かけて
腰を落とす（息を吸う）。
そのあと、４秒かけて
1の姿勢に戻る（息を吐く）

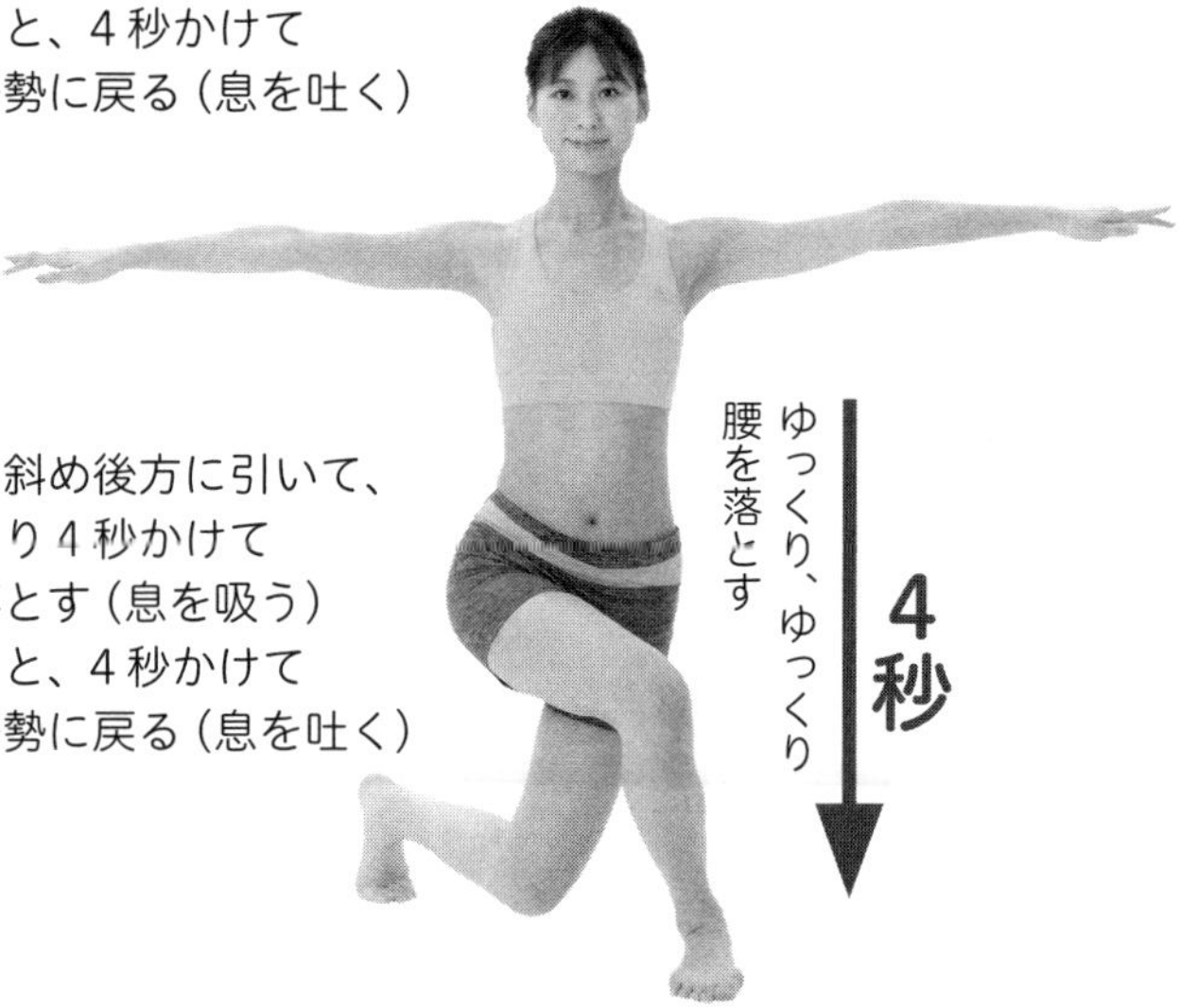

3 左足を斜め後方に引いて、
ゆっくり４秒かけて
腰を落とす（息を吸う）
そのあと、４秒かけて
1の姿勢に戻る（息を吐く）

1日3セットを週に2〜3回
※2〜3を5〜10回繰り返して1セット

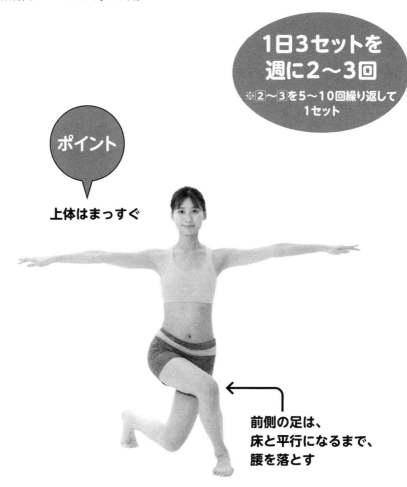

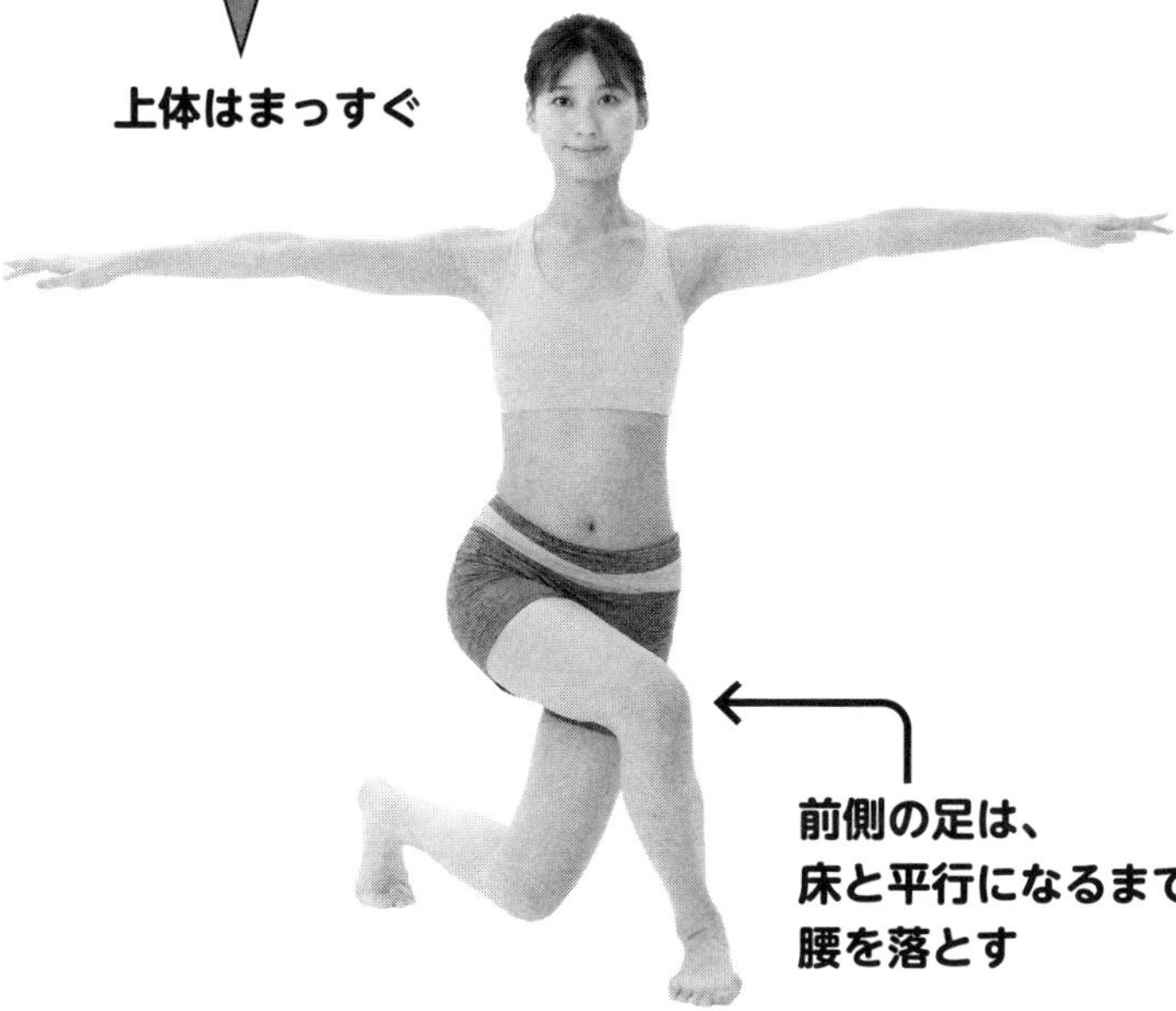
ポイント
上体はまっすぐ
前側の足は、床と平行になるまで、腰を落とす

足腰を鍛えながら体幹も強化

クロスレッグスロースクワットは、足腰を鍛えながら、体幹をしっかりさせ、体幹のコントロールができるようになることを目指すものです。

体幹は常に正面を向いたまま、体を前傾させずに、まっすぐ保ちます。腰を落としたとき、ひざがグラグラしないように注意しましょう。ひざと股関節の安定性も増します。

コラム

筋肉を増やすのに 運動と食事は車の両輪

筋肉を増やすには、食事も重要で、運動と食事は車の両輪の関係です。効果的に筋肉を増やすには、筋トレをしたあと、なるべく早い時間に良質のたんぱく質を少し摂《と》るとよいでしょう。筋肉中のたんぱく質の合成が即効的に上がります。たんぱく質の量は10gほど。具体的には、牛乳、ヨーグルト、チーズ、豆乳、プロテイン、アミノ酸のサプリメントなどを摂ることで、たんぱく質を合成するスイッチが入りやすくなります。

ふだんの食事では、意識して肉や魚、乳製品、大豆製品などを摂るようにしましょう。高齢になると食事量が減ってくるので、気づかない間にたんぱく質の摂取量が減ってくるからです。

私自身は、自然のものをバランスよく食べることを心がけています。朝、パン食のときには、乳製品が好きなので牛乳、ヨーグルト、チーズを、和食のときには納豆をよく食べています。

以前は、朝食を抜いたり、夕食を夜遅く食べたりしていましたが、病気をしてからは心を入れ替えて、三食規則的に食べることを心がけています。多少は前後しますが、朝は7~8時、昼は12時、夜は6時と決めています。こうすると確かに調子がいいということを、病を経験して気がつきました。

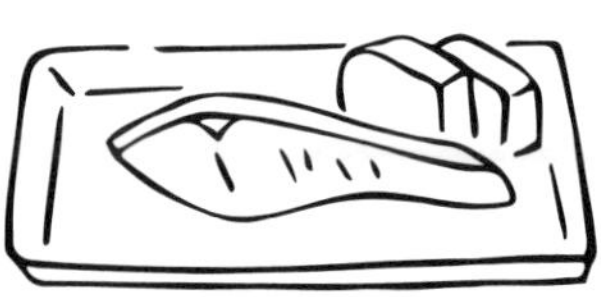

第3章

100歳まで動ける足腰になるには「スロースクワット」が一番!

スクワットは人間の動作の中で基本中の基本の動き

ここでは、私がスクワットを推奨する理由をお話ししましょう。

私たちの足腰や体幹の筋肉は、加齢や不活発な生活を続けることによって、どんどん弱ってしまいます。30歳から80歳までの間に、普通に生活しているだけで、太もものサイズと筋力は、およそ半分に減るのです。

しかも、これらの弱りやすい筋肉はすべて、「立つ」「歩く」「座る」といった、ふだんの生活での基本的な動きを支えているものです。これらの筋肉が弱ってしまったら、日常の基本動作さえ、おぼつかなくなります。

私がスクワットをみなさんにお勧めする理由が、まさにここにあります。スクワットは、しゃがみ込んで、そこから立ち上がる動作を繰り返します。非常に単純な運動ですが、この動きは、人間の動作の中でも基本中の基本の動きです。

ハイハイしていた赤ちゃんは、まず立ち上がろうとします。歩き出すのは、立つことが前提の運動です。赤ちゃんが立てるようになるというのは、極めて大事な瞬間なのです。

高齢になり、足腰が弱ってきてからも、立ち上がるという動きが重要であることは、改めていうまでもありません。

スクワットを行うことで、立ち上がるという基本の動きのトレーニングができることになります。

しかも、スクワットを行うと、同時にいろいろな筋肉が使われる点も重要です。

全身運動のスクワットは「エクササイズの王様」

スクワットをするとき、主として働く筋肉（主働筋）は、太ももの前側の**大腿四頭筋**《だいたいしとうきん》です。この主働筋以外に、同時に多くの筋肉（協働筋）が使われます。

例えば、股関節を伸ばすために、股関節の伸筋（関節を伸ばす筋肉）である**大殿筋**《だいでんきん》と**ハムストリングス**を使います。

さらに、体幹を安定させておくのに、**脊柱起立筋**《せきちゅうきりつきん》も使います。負荷が強くなると、腹腔《ふくくう》を締める必要がありますから、複数の**腹筋群**や、おなかの奥にある**深層筋（大腰筋**《だいようきん》**）**も使う必要があります。

さらに、足の関節を伸ばすために**ふくらはぎの筋肉（腓腹筋**《ひふくきん》**）**、首を固定するために**僧帽筋**《そうぼうきん》も働きます。

全身の筋肉の約60％は下半身にありますが、スクワットでは、このように下半身だけでなく、全身の多くの筋肉が関わり、複合的に動きます。

言い換えれば、**スクワットは、多くの筋肉群を総合的に強化できるきわめて全身運動に近い運動です。**

スクワットが「キング・オブ・エクササイズ」と呼ばれる理由はここにあります。

そのうえ、スクワットは種類が豊富です。運動不足を実感している中高年や、足腰が弱りつつある高齢者が、いざ筋トレを始めようとしたときにも、現在の自分の筋力に合わせたやり方でスタートできます。

筋力がある程度ついてきて、トレーニングの強度を上げたい場合も、フォームやス

スクワットで鍛えられる筋肉

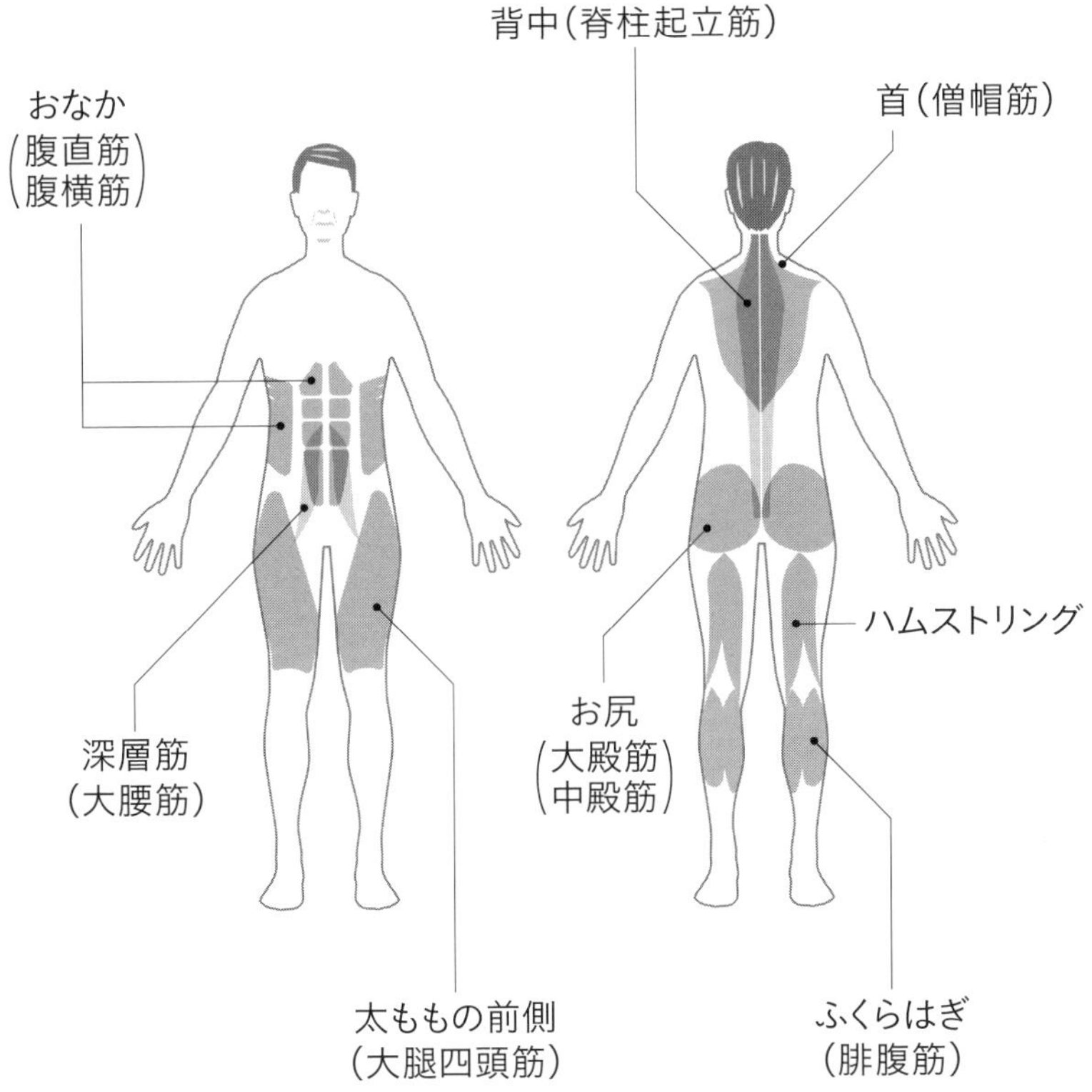

スクワットはKing of exercise

↓

足腰の筋肉を中心にして、全身の筋肉が鍛えられる

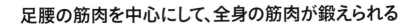

クワットの種類を変えるなどによって、それが可能です。

こうした点から、筋トレ初心者のかたにまず一番に勧めたいものであり、同時に上級者の要望にも対応できるものが、スクワットといえるでしょう。

従来の筋トレの常識は「高強度こそ、筋肉を強化できる」

本書では、スクワットを、スロトレで行う「スロースクワット」を推奨しています。その理由を説明する前に、まずスロトレが誕生したエピソードについてお話ししておきましょう。

私がスロトレを開発した根底にあったのは、高齢化が著しい日本の社会の未来に対する懸念でした。

１９９０年から１９９５年にかけてのことです。すでに当時から、２０３０年頃には３人に１人が65歳以上という、とんでもない超高齢社会（超・超高齢社会）になることが予想されていました。そのまま放置しておいてはいけないのですが、バブル景気の余韻もあって、まだそれほど社会全体として深刻に捉えられてはいなかったと思います。

しかし、超高齢社会になれば社会保障費の増加が深刻な問題となります。その対策を早いうちから真剣に検討していかなければならない。根本的課題は、寝たきりや、要介護を防ぐための高齢者の健康づくりです。

私は、高齢になっても筋肉を維持するために、新しい発想の運動法が必要ではないかと考え、模索していました。

90年代、主に米国の学会で、筋肉を鍛えることの再評価が始まりました。それ以前の米国では、「健康のためには、エアロビクスやランニングをするのがベスト」という考えが主流でした。筋トレは趣味で行うのはよいが、健康にはプラスにならないとも考えられていました。しかし、この時期に大きな方向転換が起こったのです。少なくとも米国では、この頃を契機として、「健康のためにも筋トレをしましょう」という流れが一気に生じました。

80年から90年にかけてアーノルド・シュワルツェネッガーやシルベスター・スタ

ローンのような俳優が活躍していたことも、社会的な影響としてあったかもしれません。ただ、日本でそのような流れになるまでには、さらに10年ほどかかりました。

一方、80年代初頭までの研究では、高齢者の場合、筋トレをしても筋力は増えるものの、筋肉が太くなることはないとされていました。筋トレの効果は、もっぱら神経機能の向上によるものと考えられていたのです。

しかし、その説は間違っていたことがわかりました。90年代に入ると、高齢者でも、適切なトレーニングによって筋肉が太くなったという研究が続々と発表され、筋肉の増大に年齢的な限界はないということが明らかになりました。

高齢者の筋トレ研究の中で興味深いのは、デンマークの研究グループによる2007年の報告でしょう。85～98歳の高齢者（平均年齢89歳）を対象として、3カ月間の筋トレの効果を調べたものです。

高齢者30名をそれぞれ15名ずつ、トレーニング群と対照群に分けました。このうち、最後までトレーニングを完結した人数は11名。その年齢の範囲は85～97歳。

彼らが行ったのは、ひざの伸展・屈曲の筋トレです。80％1RMの高強度で、ひざの伸展・屈曲をそれぞれ8回×3セット。これを週に3回行いました。

1RMのRMとは、「レペティション・マキシマム（repetition maximum）」の略で、頭文字からRMと呼ばれます。RMは、ある重さを何回反復して持ち上げられるかという数値です。

このRMを用い、1回挙げるのがやっとという限界の負荷強度（最大挙上《きょじょう》重量）を「1RM」と表記します。「80％1RM」と表記すると、最大挙上重量の80％の重さということになります。

デンマークの研究では、トレーニングの結果、ひざの伸展筋力が平均38％増加し、大腿四頭筋の筋横断面積が平均9・8％も増加したと報告されています。

平均年齢89歳のグループでこれだけの効果が上がったということは、高齢者の筋トレの効果を考えるうえで貴重なエビデンスとなっています。

米国では、重たい重量のバーベルを持ち上げるハードなトレーニングを高齢者にやらせても問題は少ない、という考え方が支配的でした。指導者が正しいフォームなどを教え、適切に監督すれば、ケガをしないし、安全だというのです。

しかし、正しいやり方で行っても、確かに外科的障害・外傷は防げるでしょうが、体の内部で起こる変化は目に見えず、十分に防ぎきれません。

高強度の筋トレを行えば、一時的なものであれ、血圧が急上昇することがわかっています。種目にもよりますが、若くて健康な人が最大強度の8割くらいの負荷（80％1RM）で8回行うトレーニングをすると、最大血圧（収縮期血圧）が250㎜Hgくらいまで上がってしまいます。

高強度のトレーニングでは、体幹を安定させるためにおなかに力を入れて息を止めるので、腹圧が上昇します。すると、それに応じて血圧も急上昇するのです。運動後に血圧は下がりますが、一時的とはいえ、そのレベルまで血圧が上昇することは、さまざまな疾患をもつ高齢者にとっては問題となります。

高強度のトレーニングでは、当然関節にも大きな力がかかります。高齢者の場合、ひざや股関節に慢性障害をもつかたが少なくありませんから、それもまた問題です。しかし、かといって強度の低いトレーニングでは、筋肉は鍛えられない。

当時は、筋肉を太くしたり筋力を高めたりするためには、高い負荷強度が必須であると考えられていたのです。

スロトレなら3割の力で筋肉を強化できる

そもそも、私たちの筋肉は、なぜトレーニングをすると太くなるのでしょうか？

それは、純粋に生理学的な「適応の結果」です。当たり前のことですが、筋肉は、太くなるための理由がないと、太くなりません。筋肉が太くならないといのちに関わるかもしれない、将来ひどいことになるかもしれないという厳しい状況に追い込まれて、はじめて筋肉は太くなるのです。

筋肉が必要以上に太くなると体にとって不経済になるため、簡単には筋肉が太くならないように、私たちの体はできています。ですから筋肉は、ふだん使わないような力で重たいものを挙げてはじめて太くなります。これが「適応の結果」ということです。

このように生理学的に素直に考えても、「筋肉を太く、強くしようと思ったら、高強度の負荷をかけるしかない」といえます。したがって、このことは当時の筋トレにおいても半ば常識となっていました。

通常の筋トレの場合、やっと1回挙がる最大の重さ（最大挙上重量：１ＲＭ）の８割くらいの負荷（80％１ＲＭ）を用いるのが、筋肉を太くするために最も標準的な方法です。70％１ＲＭくらいでも効果はありますが、65％１ＲＭ以下では、筋肉の増加は起こらないとされています。

一方で、最近10年ほどの間の研究から、30％１ＲＭくらいの負荷強度でも、疲労困《こん》憊《ぱい》に至るまでとことん反復を繰り返すことで、筋肉が太くなることがわかってきました。この場合、確かに負荷は軽くて済むのですが、回数がとんでもなく多くなってしまいます。例えば、40回を3セットというような具合です。そうすると今度は、心臓や呼吸器への負担がきわめて強くなり、結果的に血圧も上昇します。

その点、自重スクワットは、自分の体重しか使いませんので、バーベルやマシンなどを使った筋トレと違い、大きな負荷をかけられません。それでも効果は上がります。しかし、普通の動作で行った場合には、トータルで１２０回くらいは反復する必要があるでしょう。トレーニングの経験者であればすぐにわかりますが、これならば高強度で回数を減らしたほうがむしろ「楽な」トレーニングといえます。

一方、ゆっくりした動きで行う「スロトレ」は、こうした問題をクリアする、画期的なトレーニング方法といえるでしょう。

スロトレでは、最大挙上負荷の8割も使いません。もっと低強度の「3割程度の負荷」で効果があります。しかも、少ない反復回数で筋肉を太く強くしてくれます。重たいものを持ち上げなくても、またへとへとになるまで反復しなくてもよいのです。スローで行うスロースクワットでも、もちろん同様です。

なぜ、そんなことが可能なのでしょうか。

常識破りの「スロトレ」はいかにして生まれたか

科学上の新たな発明・発見がなされるときには、偶然が重なったり、実験の失敗といった思いがけない出来事がきっかけとなったりする場合が少なくありません。

実は、スロトレの誕生も、それに近いケースといえるでしょう。そもそもスロトレは、最初から意図して生まれたものではありませんでした。

端緒となったのは、「加圧トレーニング」の研究でした。これは、腕や脚の付け根に専用のベルトで圧力をかけ、筋肉内の血流を制限して行う筋力トレーニング法です。

私の研究室では、加圧トレーニングの開発者からの依頼を受け、１９９５年頃から10年ほど、その研究を行っていました。

実際に研究を始めてみると、加圧トレーニングには、20％１ＲＭ程度というきわめて軽い負荷でも筋肉を太くする効果があることがわかりました。動物実験とヒトを対象にしたさまざまな実験を行い、なぜそのような効果があるのかについても、その大筋が判明してきました。

加圧ベルトで締められた筋肉の内部は、血流が制限されているため、ただちに低酸素状態になります。この低酸素状態で軽い負荷の筋トレを行うと、やがて筋肉の内部は高い負荷強度をかけた場合と同じような状況になり、たくさんの速筋《そっきん》線維が使われるようになります。その結果、筋肉が太く強くなるのです。

ただし、加圧トレーニングの場合、問題となる点もわかってきました。ベルトで外圧をかけて強制的に血流を制限すると、その部分に血栓ができる危険性が生じます。したがって、安全にトレーニングを行うためには専門家による指導が不可欠になります。この点は、普及という観点では大きな欠点といえます。

しかし、加圧トレの研究から重要な知見が得られました。

「筋肉の血流を制限し、低酸素状態で筋トレを行うと、低強度の筋トレでも高い効果を上げることができる」ということです。

私たちは、この原理を応用すれば、特別な器具で血管を圧迫しなくても、同じような効果が出せるのではないかと考えました。

筋肉が力を出すと、その筋肉の内圧が上がります。例えば、力こぶを作ると上腕の筋肉が硬くなります。このとき、力こぶの内側は圧が上がった状態になっています。

そのため、筋肉内の血管が圧迫され、血液が流れない、もしくは流れにくい状態に

スロトレの基本原理

軽い負荷（最大筋力の30%程度）だが、筋肉に力を入れ続けることで
筋肉の血流を抑制し、筋肉を酸素不足にする

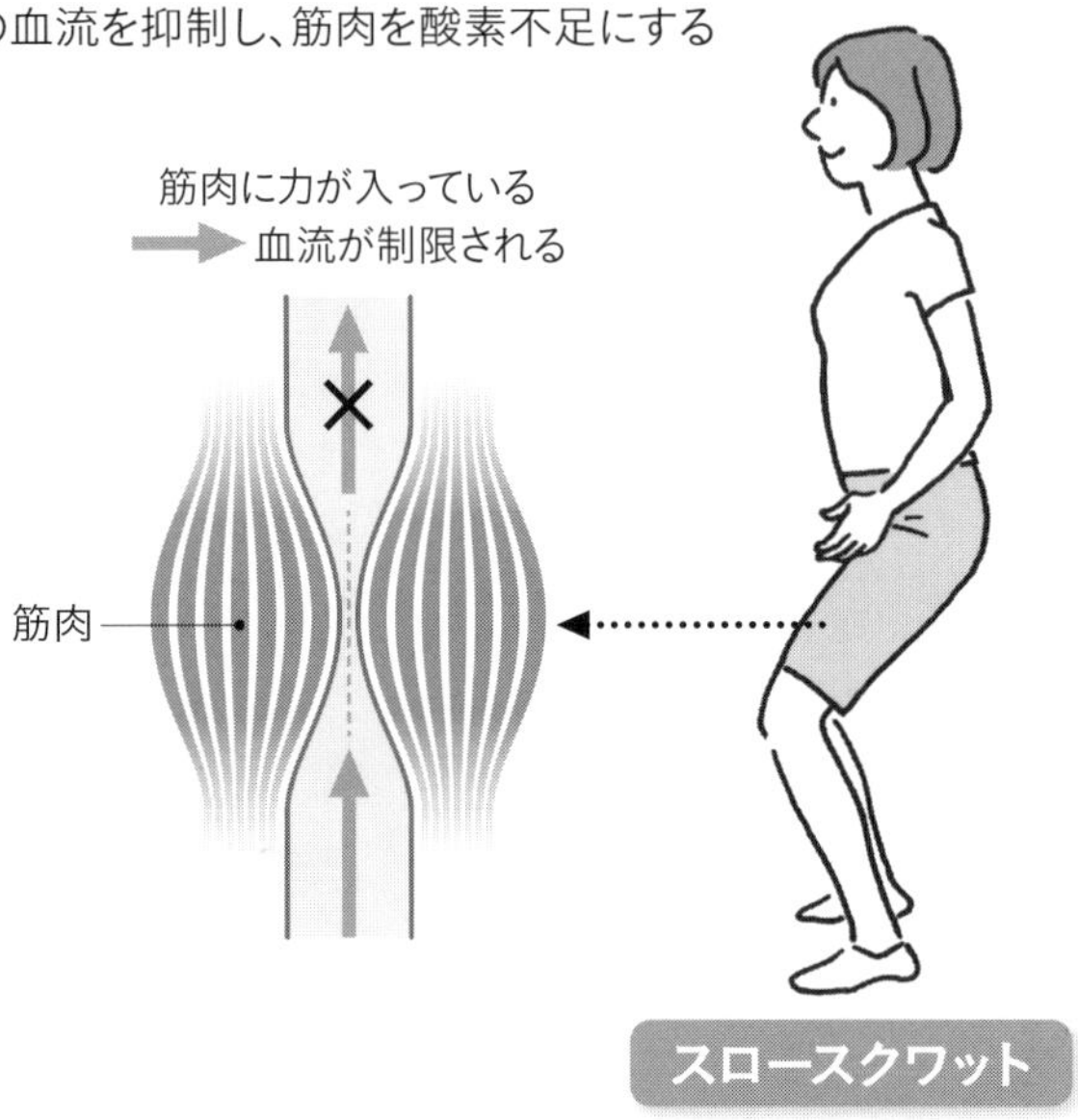

軽い負荷で筋肉に力を入れ続ける

↓

筋肉は血流が制限されて、酸素不足になる

↓

遅筋は早く疲れて、速筋が鍛えられる

軽い負荷による筋トレなのに、血流が制限されるので
筋肉は酸素不足になって早く疲労し、
きついトレーニングをした場合と同様に鍛えられる

なっています。いわば、自分の力で自分の首を絞めているような状態です。

次に力を抜くと、筋肉が緩んだ瞬間、内圧が低下してサーッと血液が流れ始めます。筋肉に力を入れたり、抜いたりするとき、このようにして筋肉は血液を一方向に送り出すポンプのような働きをするわけです。

どのくらい力を入れたら、筋肉中の血液の流れが弱くなるかを測ってみました。一番力を入れているときは、血液はほとんど流れません。30％ほどの力を入れていたあたりから、血液の流れが弱くなってきます。加圧ベルトで締めたときと、ちょうど同じくらいといえます。

つまり、**「30％くらいの力を発揮したまま、力を緩めずに動作を続けていれば、加圧で血流を制限したときと同じような低酸素の環境を作ることができるのでは？」**というアイデアが生まれたのです。

ちなみに、日常生活の動作で普通に発揮する力は、最大筋力の20％くらいです。ですから、「30％程度の力を発揮」というのは「少しがんばる」くらいの感じでしょう。

ただ、私たちの体には、加圧ベルトのように血流を持続的に制限するしくみはありません。筋肉の力を緩めれば、その瞬間血液がサーッと流れてしまい、低酸素状態はあっという間に解消されます。このため、いかに力の緩む瞬間を作らないようにするかがポイントになります。

多くの場合、すばやく動くと、筋肉は瞬間的に緩んでしまいます。そこで、筋肉をゆっくり動かせばいいという結論にたどり着きました（98ページの図参照）。

あとは、どれくらいゆっくり動けばよいかということになります。いろいろ調べてみると、スクワットであれば、3秒かけて腰を下ろして、3秒かけて立ち上がる。これくらいのスピードで行えば、筋肉が緩まないことがわかりました。

一方、いったんしゃがんだところで止め、じっと動かないという方法、いわゆる「空気イス」でどうかも試しました。この方法では、多少の効果はありますが、筋肉を増やす効果はかなり低くなってしまいます。止まって筋力を発揮しているだけでは、物理学的には仕事をしていない、つまり、エネルギーをほとんど使っていないためと思われます。

一方、たとえスローでも、動かしていると運動エネルギーが発生し、エネルギー消費が大きくなります。それが、筋肉を育てやすい環境を作り上げるのです。

こうした研究を経て、**「負荷は軽くてもいいから、筋肉が力を出し続けたまま、ゆっくり動かす。それが筋肉を効果的に太く強くする」というスロトレの原理が固まっていきました。**

スロトレは、正式には「筋発揮張力維持スロー法（ＬＳＴ）」といいます。これは、スロトレを最初にアメリカ生理学会誌に紹介したときに用いた名称ですが、まさしくそのポイントを凝縮した名称といえるでしょう。

初期のスロースクワットのやり方は、「３秒かけて腰を下ろして、１秒止まり、３秒かけて立ち上がる」でした。いまでも研究面ではその方法を使っています。しかし、一般の人を対象に指導する場合には、３秒を４秒に変えました。

理由は、実際に多くのかたがたにやっていただくと、ラジオ体操などで４カウントに合わせた動きに慣れ親しんでいるからでしょうか、「４」のほうが動きやすいという声が多かったことでした。

というわけで**現在は、「４秒かけてゆっくりと腰を下ろし、静止なしで、４秒かけてゆっくりと立ち上がる」やり方を推奨しています。**

「スロースクワット」と「通常スクワット」との違い

▶一番の違いは、動きのスピード◀

スロースクワット｜ゆっくり

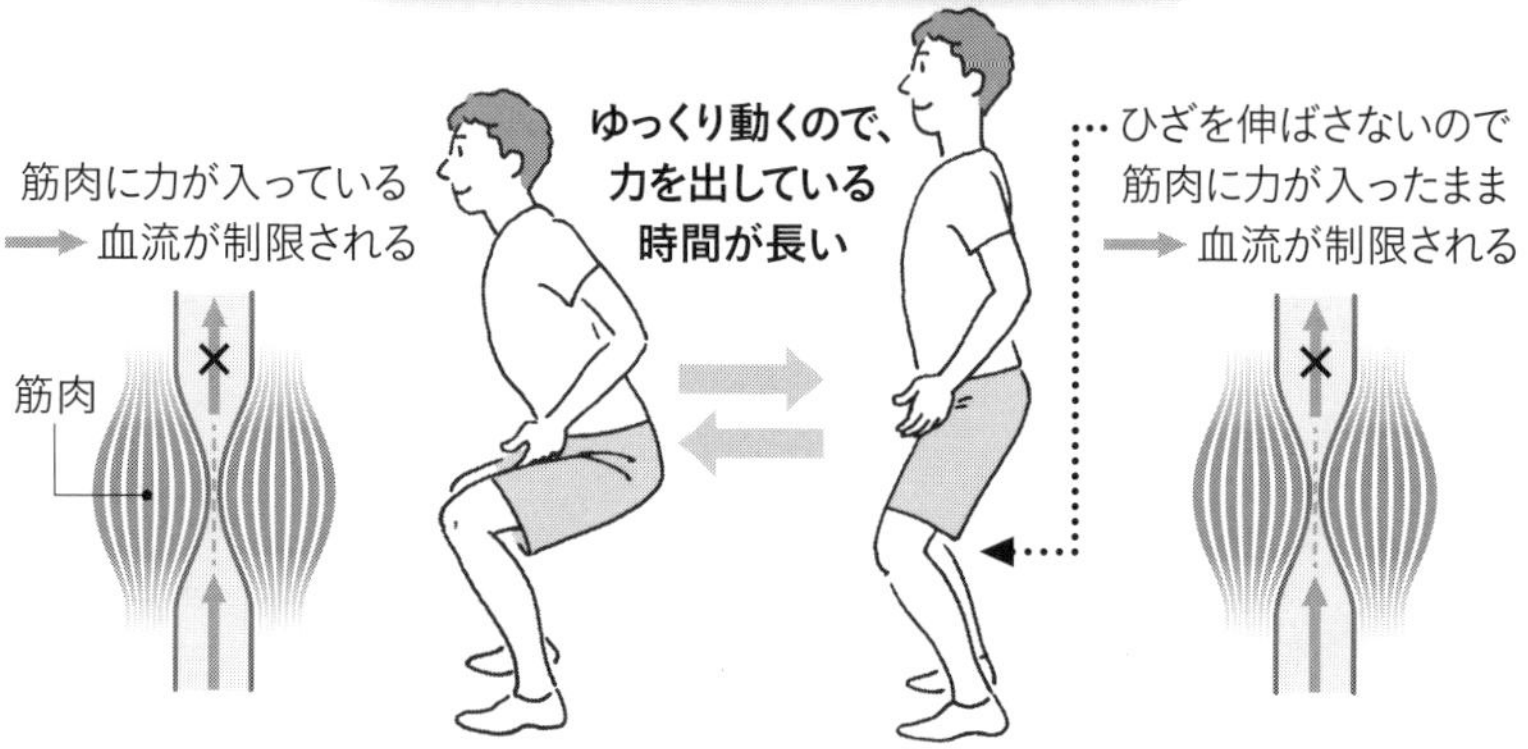

筋肉に力が入った状態が続くので、筋肉は圧迫され、血流が制限される

通常のスクワット｜速い

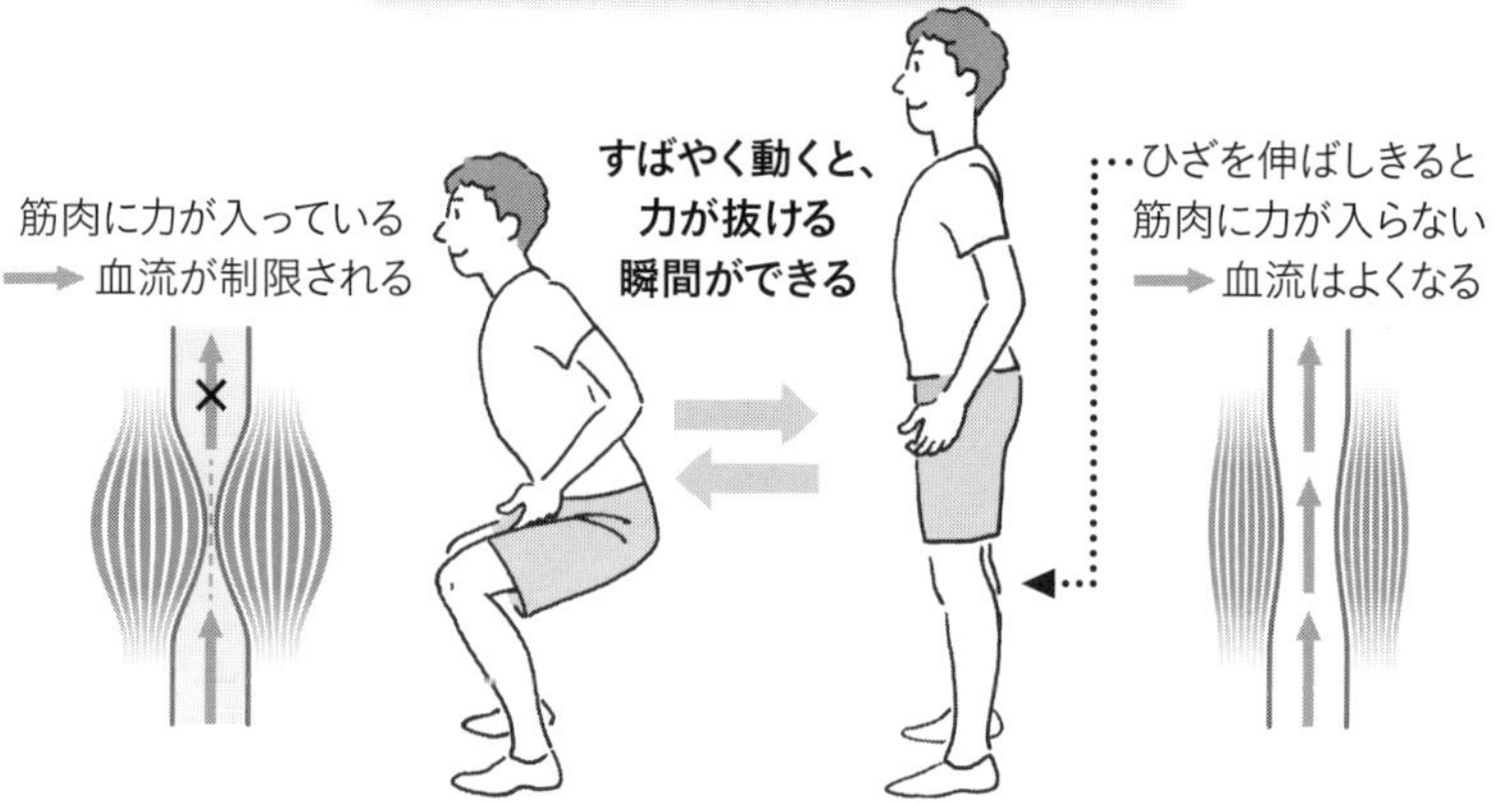

すばやい動きでは、立ち上がりの後半に力が抜ける瞬間が生じてしまう

スロトレはヘビー筋トレ並みの効果

ここで、速筋線維と遅筋《ちきん》線維という筋線維タイプから、スロトレの効果のしくみを考えてみましょう。

筋トレで筋肉を太くするためには、速筋線維が使われなければなりません。筋トレで太くなれるのは主に速筋線維だからです。また前述の通り、加齢で著しく細くなるのも速筋線維のほうです。

しかし、通常の筋トレで最大筋力の3割程度の低負荷強度を用いた場合、最初は遅筋線維しか使われません。30回、40回、50回……と疲れ果てるくらい繰り返してやっと速筋線維の出番がきます。これでは、当然ながら効率的に速筋線維を鍛えることは難しいのです。そのため、通常の筋トレでは、高負荷強度を用いることで最初から速筋線維の出番を作り、早々に速筋線維を使い切ってしまうという戦略をとります。

一方スロトレでは、3割程度の負荷でも、遅筋線維を早々に疲れさせることで速筋線維の出番を作ります。スローな動きで持続的に力が入るので、筋肉の内圧の上昇により血流が抑えられ、酸素濃度が下がってくるからです。

もともより遅筋線維は持久力のある筋線維ですが、酸素が十分にないと活動できません。一方、速筋線維は酸素があまりなくても活動が可能です。酸素濃度が下がると、遅筋線維が早く疲れてしまうのです。そして、速筋線維が助太刀に動員されることで、速筋線維の強化が可能になります。

スロトレでは、最大筋力の3割の軽い負荷でも、動作を繰り返していくうちに、5、6、7回辺りのところで、遅筋線維の疲労が始まり、速筋線維が使われるようになると考えられます(もちろん個人の筋力レベルによりますが)。

通常、軽い負荷の運動では、軽やかに動くものです。筋肉がリズミカルに収縮・弛《し》緩《かん》を繰り返していくうちに、筋肉のポンプ作用によって血流がだんだんよくなっていくというしくみが働きます。結果的に筋肉内の酸素濃度が高まり、老廃物の排出も促進されるため、遅筋線維が元気に働き続けることができます。

しかし、**スロトレでは、普通ではないことが起こります。筋肉としては、あまり力を**

出していないのに、どんどん酸素が減っていく状況というのは、想定外。あたかも筋肉がだまされて、遅筋線維が疲れてしまい、速筋線維を使って乗り切るしかないという状況に追い込まれてしまうといえるでしょう。

軽い負荷でのスロースクワット中に、実際に速筋線維が使われているのかどうかを実測するのは困難ですが、推測することは可能です。それには、血中の乳酸濃度を測ります。

速筋線維が活動すると、エネルギー源として主に糖質を使います。その結果、「中間代謝物」として乳酸が作られ、筋線維の外に排出されます。すると、血液の中の乳酸濃度が上がってきます。これが筋肉の中で速筋線維が使われたという間接的な証拠になります。

血中の乳酸濃度を、スローでスクワットを行った場合と、スローでない場合とで測ると、スロースクワットを行った場合には、血液中の乳酸濃度がどんどん上がっていくことが確認できました。それも、ヘビーな重りを持って行ったときとほぼ同じレベルにまで上がったのです。

スロトレの効果としくみを世界ではじめて解明

ゆっくりした動きに筋肉増強の効果がありそうだというのは、すでに1980年代にいわれていたことでした。しかし、当時のものは高負荷強度でのスローな動作という、スロトレとは本質的に違ったトレーニングでした。また、ゆっくりした動きが筋肉を増やすしくみについては当然解明されていませんでした。

2006年、アメリカ生理学会誌に、私たちのスロトレの論文が掲載されました。持続的な力の発揮によって血液循環が抑制される結果、低酸素状態が生じるという視点から、スロトレの効果としくみを、世界ではじめて示したものでした。

論文では、スロトレの長期的な効果として、次のような結果を報告しました。

若年男性を対象として、最大挙上負荷の50％（50％1RM）の負荷で、ひざを伸ばすトレーニングを、1セット8回×3セット、週2回、3カ月続けてもらいました。すると、平均約6％の筋肥大（筋横断面積の増加）が起こりました。また、最大筋力は約

15％向上したのです。

この効果は、80％1RMという高強度でトレーニングしたグループとほぼ同等でした。一方、スロトレと同じ負荷強度、同じ回数を普通の速度（1秒で挙げ、1秒で下ろす）でトレーニングしたグループでは、筋肉は全く増えませんでした。つまり、低い強度でも動作をスローで行うことによって、高強度で筋トレを行ったのと同等の成果が得られたということになります。


この論文を発表して以降、スロトレは広く知られるようになりました。

欧米でも高齢化が進行していましたから、高齢者向けの筋トレに目が向けられるようになり、こうした世界的な流れの中で、各国でスロトレの研究を始めるところも出てきました。

カナダには、筋トレの大きな研究グループがあり、スロトレの研究も行っています。

彼らは、6秒で挙げて6秒で下ろすという、極端に遅いスロトレを用いています。

彼らの研究の特徴は、スロトレの効果を分子レベルで明らかにした点です。

彼らは若年成人を対象とし、30％1RMの強度で、マシンを用いた片足のレッグエクステンション（イスに座り足首に乗せた重りを挙げる筋トレ）を、6秒で挙げ、6秒で下ろすスロトレで行い、反対側の足で同じ強度、同じ回数を通常スピードの動作（1秒で挙げ、1秒で下ろす）で行いました。

同位体で標識したアミノ酸を用いる特殊な方法により、筋トレ前、6時間後、24時間後、30時間後の筋肉中のたんぱく質合成速度を測ると、スロトレで行った側の大腿四頭筋でのみ、トレーニング後にたんぱく質合成速度が上昇していました。この研究は、スロトレの効果をきわめて明確に示したものといえるでしょう。ただ残念なことに、この種の研究は倫理的な制約のため、我が国で行うことはきわめて困難です。

スロースクワットの優れている点

〈スロースクワットの長所〉

ここで、スロースクワットの優れている点についてまとめておきましょう。

①軽い負荷強度（最大挙上重量＝最大筋力の30％程度）で、筋肉が太く強くなる
②ゆっくりした動きなので、安全性が高い
③少ない回数で済み、体への負担が少ない
④体力別にさまざまな工夫が可能
⑤多くの筋肉が同時に鍛えられ、優れた健康効果

スロースクワットは、30％1RM程度の低負荷強度でも、高強度のトレーニング並みに筋肉を増やし、筋力をアップすることができます。これが第一の特徴です。

第二は安全性です。動きがゆっくりなので、腱《けん》や関節への負担が小さく、整形外科的な外傷・障害が起こるリスクがきわめて低くなります。ひざなどが痛い人でも、フォームを工夫すれば無理なく続けられるでしょう。また、動作がゆっくりなため、鏡などで適切なフォームを確認しながら行うこともできます。

第三は、負荷が軽いにもかかわらず、少ない反復回数でよいという点です。1セットあたりでいうと、6回から10回程度。相当強くなっても12回程度、3セット行えば十分な効果があります。軽い負荷での通常動作でも、回数を増やしてがんばれば、最

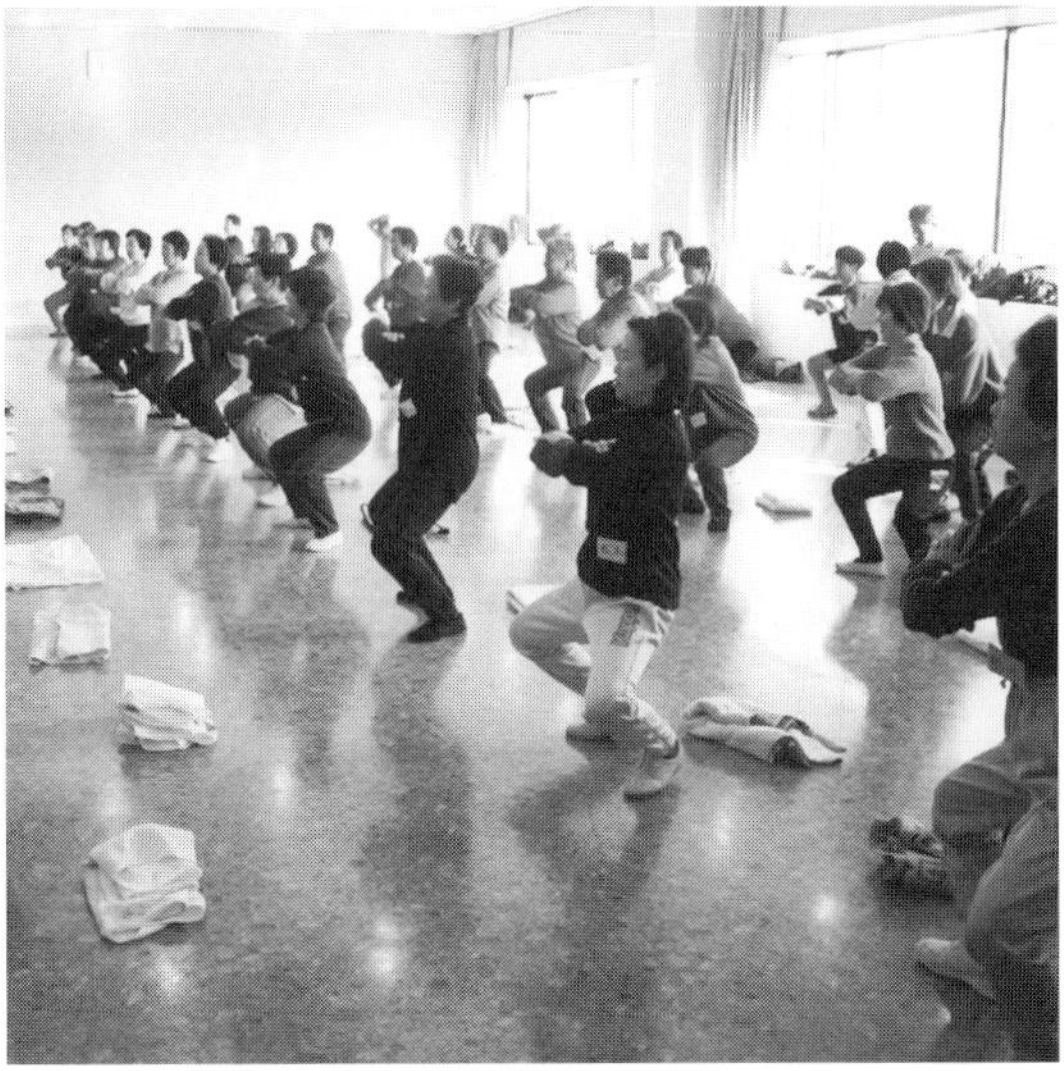

埼玉県三郷《みさと》市の「シルバー元気塾」におけるスロトレの様子。20年以上にわたり、高齢者の生きがいや健康維持を目的として筋力トレーニング教室が開かれている

終的に血圧が上昇し、体への負担が大きくなりますが、スロトレではそのようなことはありません。

第四は、体力別に多様な工夫が可能な点です。筋力・体力・関節の状態には個人差があります。スクワットは、フォームを微妙に変えることなどによって、強度や局所にかかる負担を調節できますので、個人の現状に応じたトレーニングが可能です。

本書では、筋力・体力に自信がないかたも始められるように配慮しています。

第五は全身的な健康効果です。スクワットは、足腰の強化に効果的なだけでなく、全身の多くの筋肉を強化します。それによって、多くの効能が期待できます。

第4章

筋肉は体を支える土台！鍛えれば糖尿病、がん、認知症を退治！

最新研究でわかった筋肉の重要な働き

筋肉は体を支える土台となり、人間の活動すべてに関連しています。私たちの体のすべての運動は筋肉によって生み出されますが、筋肉の役割はそれだけではありません。最近の研究から、筋肉の新たな働きが明らかにされつつあります。

筋肉が担っている役割のうち、健康にとって重要なものをまとめてみましょう。

〈筋肉の役割〉

①体を支え動かすエンジン
②熱を作り出すストーブ
③ホルモンを分泌する
④免疫力を高める
⑤水分を蓄える

①筋肉は体を支え動かすエンジン

まず筋肉は、私たちの体を動かすエンジンとしての役割を果たしています。

重力に逆らって姿勢を維持する、「立つ」「座る」をはじめとして、「歩く」「走る」「呼吸する」等々、あらゆる運動が筋肉の収縮によって生み出されます。

それだけではなく、体の中の器官・組織も筋肉が動かしています。心臓の拍動や横隔膜の呼吸運動、胃・腸などの蠕動《ぜんどう》運動も（これは平滑筋《へいかつきん》ですが）、筋肉の収縮によって起こります。

このように筋肉は、あらゆる身体運動のエンジンとして働いています。加齢や活動量の減少によって筋肉が減っていくと、そのエンジンとしての機能が低下することで、サルコペニアやロコモ、フレイルといった状態へとつながっていきます。

前に述べた通り、人生１００年時代を健康に生き抜くためには、まず筋肉を元気に保つことが重要といっても過言ではありません。

・ポンプ作用で血液の循環を促す

筋肉が縮んだり緩んだりすることは、別のきわめて重要な働きにもつながります。

筋肉が収縮・弛緩《しかん》するときには、筋肉の中の圧力も高くなったり低くなったりします。この縮んで緩んでという動きがポンプのように働き、心臓と同じように筋肉内の血液を押し出します。この筋肉のポンプ作用が全身の血液循環を促します。

筋肉を使わず、じっと座っていると、下肢の筋肉のポンプ作用が働きませんから、血液循環が悪化します。すると、重力の影響で血液やリンパ液が足のほうにたまります。この状態が長く続けば、足がむくんだり、さらには血栓ができて、エコノミークラス症候群にもつながります。

筋肉をよく働かすことは、血液循環を促進することを通じて、生活習慣病全般の予防にも役立つといえます。

②筋肉は熱を作り出すストーブ

筋肉には熱を作り出す働きがあります。私たちの体温は常に37℃前後を保っています。これは、筋肉が熱を出してくれているからです。

私たちの体温のうちの約60％を筋肉が生み出していることがわかっています。ほかに、20％を肝臓と腎臓、残り20％を褐色脂肪細胞が産生しています。筋肉は、体の熱源となるストーブのようなものと思っていただければよいでしょう。

筋肉が減れば、それだけ体が熱を産生できなくなり、冷えやすくなるわけです。40代以降、冷えを感じやすくなる女性が増えますが、これには多少なりとも筋肉量の減少が関係していると考えられます。

・筋肉は脂肪や糖がエネルギー源

筋肉という体のストーブは、収縮していない状態、つまり活動していない状態でも脂肪や糖をエネルギーにして熱を産生します。

じっとしているときでも、生命を維持するためにエネルギーが消費されていて、これを基礎代謝といいます。この基礎代謝の約3～4割は筋肉による熱の産生です。

筋肉1kgあたりの基礎代謝量は、1日約20～50kcalとされています。トレーニングによって筋肉を1kg増やした場合、自律神経の活性化による効果も加わって、1日約50kcalも代謝が増えるという報告もあります。つまり筋肉量が増えると、特に運動をしなくてもエネルギー消費が増えることになります。

これが毎日積み重なってゆくと、1日50kcalなら100日で5000kcal、1年で1万8000kcalになります。脂肪は1kgあたり約7000kcalの熱量をもっていますので、トレーニングで筋肉が1kg増えれば、自然に脂肪が2・5kg減る計算になります。逆に、筋肉を1kg減らしてしまうと、脂肪が2・5kg増えてしまうことになるのです。

つまり、筋肉がつけばつくほど、脂肪は燃えやすくなり、糖もたくさん使われるようになるといえます。

・肥満や糖尿病の予防・改善

逆に、筋肉が減ればストーブが小さくなり、熱の産生が抑えられます。熱を作れないと、糖や脂質が余ります。

糖や脂質が余るとどうなるでしょうか。脂質が余剰になると肥満や脂質異常症になりますし、糖質が余れば糖尿病になります。

動物実験では、筋肉による熱の産生を抑えられたマウスは、冷え症になるばかりでなく、肥満となり、やがて糖尿病になることが示されています。糖尿病は、肥満体型の人がなりやすいイメージがありますが、欧米に比べれば、日本人にはやせている糖尿病患者が多いのです。その理由も、これらの研究から推察できます。

やせているばかりでなく筋肉量が少ないと、糖をエネルギー源としてたくさん消費できません。つまり、糖を利用する能力が低下するために血糖が下がらなくなると考えられます。実際、体の中の糖のうち7割以上が筋肉によって消費されることがわかっています。

糖尿病の予防・改善のために筋肉を増やすことが重要だということは、ここ10年ばかりの間にはっきりとわかってきたことです。

アメリカ糖尿病学会では、糖尿病の患者さんに、有酸素運動以外に週に2回以上の筋トレを推奨するようになりました。これも、筋肉と糖尿病の密接な関連を踏まえてのことです。

糖尿病になると、余った糖が「糖化ストレス」という状態を引き起こし、動脈硬化、脳卒中、腎疾患、認知症などのさまざまな合併症へとつながっていきます。糖は重要なエネルギー源ですが、余剰になると一種の「毒」になるわけです。

肥満や糖尿病、そしてそれに関連して起こる多くの慢性疾患の予防・改善のためにも、筋肉をしっかりつけ、熱の産生を行えるようにしておくことがとても大事です。

私の研究室と北里大学糖尿病センターとの共同研究で、平均年齢70歳の2型糖尿病の患者さんにスロトレを4カ月続けてもらいました。

スロトレの前と後で、糖化ストレスの指標となる糖化ヘモグロビン（ヘモグロビンA1c）を測定したところ、全員で有意に下がりました。スロトレが糖尿病の予防・改善に効果的であることが実証されたことになります。

③筋肉はホルモンを分泌する

加齢とともにさまざまなホルモンが減少します。その代表的なものとして、成長ホルモン（骨や筋肉に作用して成長を促すホルモン）、性ホルモン（生殖器系の発育および性行動に関連するホルモン）、副腎皮質ホルモン（代謝やストレス応答に関わるホルモン）の3つが挙げられるでしょう。

成長ホルモンは、骨や筋肉を発達させる作用のほかに、脂肪の分解促進、新陳代謝の活性化による若さ維持などの効果があります。別名「若返りホルモン」ともよばれています。

これらのホルモン分泌を即効的に引き起こすのは、筋トレだということが明らかになっています。筋トレを行うと、筋肉の中にある化学物質受容器が刺激を受けます。そこで生じた感覚信号が脳に伝えられ、ホルモン分泌の調節中枢を刺激するのではないかと考えられています。

しかも、筋トレの中でもスロトレの効果が高いことがわかっています。特に成長ホルモンや性ホルモンは、ハードな筋トレよりもスロトレを行ったときにより多く分泌されます。

これらのホルモンは、いわば「古典的」ホルモンで、成長ホルモンは脳下垂体から、性ホルモンは生殖腺から、副腎皮質ホルモンは副腎から分泌されます。

・ホルモン様物質の「マイオカイン」

近年は、これらの古典的ホルモンとは別に、さまざまなホルモンが新たに見つかってきています。心臓の心房や胃、腸など、本来は内分泌腺でない多くの臓器からホルモンのような生理活性物質が分泌されており、臓器間の情報ネットワークを形成して

筋肉が分泌するホルモン「マイオカイン」の働き

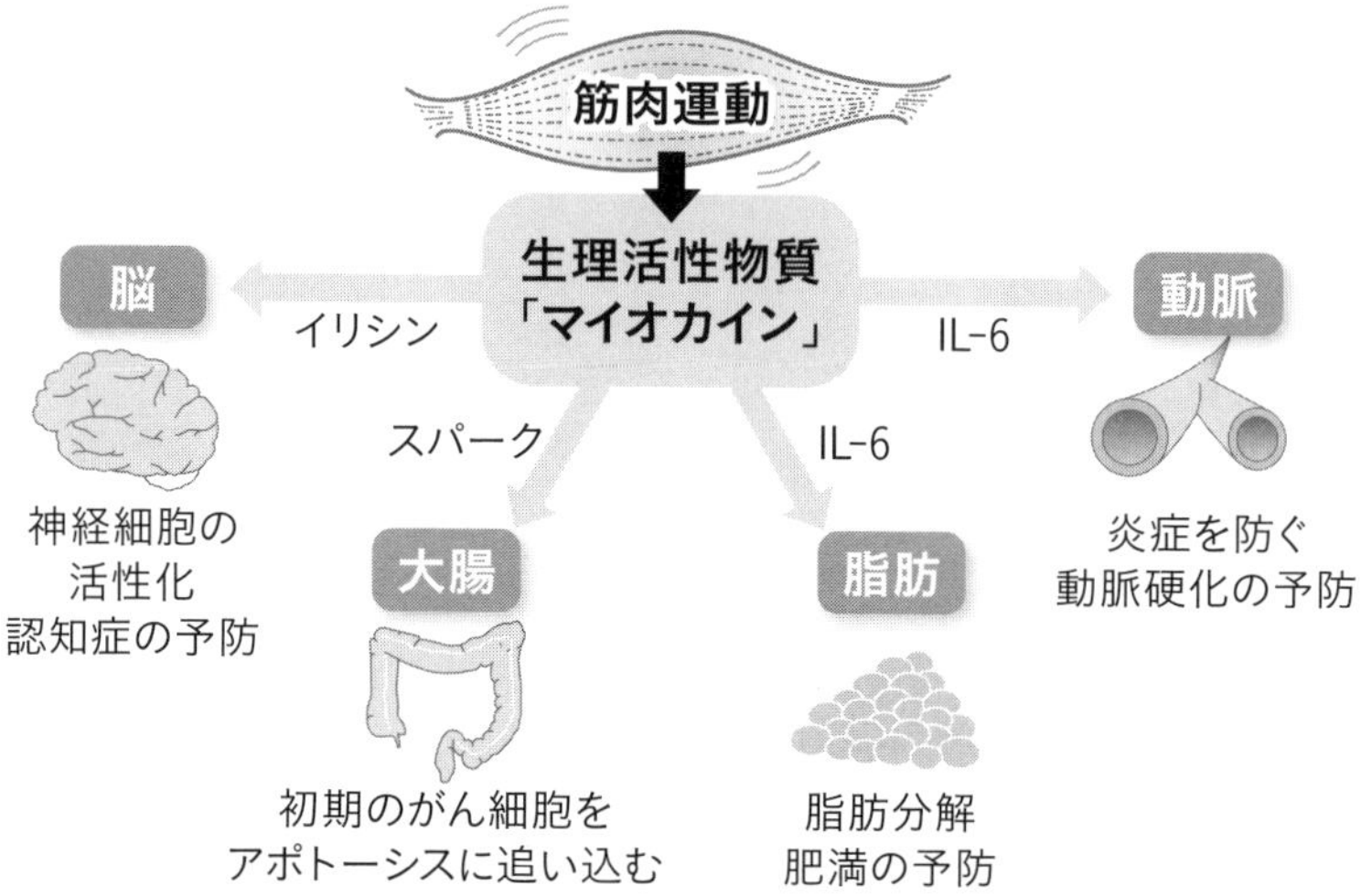

いるということがわかってきました。

こうしたホルモン様物質を分泌するのは、内臓だけではありません。筋肉も同じようにホルモン様物質を分泌していることがわかってきました。**筋肉から直接出るホルモン様物質を総称して「マイオカイン」といいます。**

ギリシャ語の「ｍｙｏ（筋）」と「ｋｉｎｅ（作動物質）」」から作られた造語です。

マイオカインの多くは、筋肉が運動する際に筋線維自体から直接分泌されますが、筋線維が活動していないときに分泌されるものもあります。

つまり、筋肉は一種の「内分泌器官」としても働き、マイオカインによって、多くの器官にメッセージを送っているのです。

筋肉は内分泌腺ではありませんので、分泌するマイオカインの量は、組織1g当たりでいえば非常に少ないのですが、筋肉そのものが多量にありますから、絶対量としては無視できないほど多くなります。

現在では、100種類以上のマイオカインが報告されていますが、機能が確かなものは30種類程度でしょう。ここでは2つのマイオカインについてお話ししましょう。

・頭をよくし、認知症を予防するマイオカイン

マイオカインでいま注目されているもののひとつが、「イリシン（アイリシン）」です。もともと、イリシンは脂肪組織に働いて、白色脂肪を褐色化する（発熱する脂肪に変える）ことで注目されました。

しかしその後の研究から、脳にも働いて、海馬《かいば》（短期記憶の中枢）の機能を活性化することがわかってきました。海馬には脳由来神経栄養因子（ＢＤＮＦ）という物質があり、この物質は神経細胞の動きを活性化します。ＢＤＮＦが増えると、短期記憶や学習機能が向上することがわかっています。

イリシンは、海馬に作用してこのBDNFを増やすことがわかりました。さらに、イリシンは血中から海馬に入ることも報告されました。つまり、運動は筋肉から分泌されるイリシンを介して脳を活性化する可能性があります。

マウスに運動させると「賢くなる」ことは、以前から知られていました。例えば、迷路学習（※）の効率がよくなるのです。

私の研究室では、ラットに麻酔をかけ（つまり、運動をするための脳の動きをオフにして）、筋肉を電気刺激して筋トレのような運動をさせただけで、海馬のBDNFが2倍ほどに増えることを確かめています。

これらの研究から、運動によって「頭がよくなる」メカニズムには、筋肉の活動に伴って分泌されるイリシンが関わっていると考えることができそうです。つまり、頭だけで「運動した気分」になってもだめで、実際に「筋肉を動かす」ことが重要ということになります。

とくにイリシンが注目を集めているのは、認知症予防に役立つのではないかと考えられる点です。米国の疫学的研究によれば、よく活動している高齢者では、不活発な

※マウスに迷路を通り抜けさせる実験で、成功するまでの時間が短期記憶能力の指標となる

高齢者に比べ、アルツハイマー型認知症になるリスクが3分の1になるといわれています。そのしくみの少なくとも一部に、イリシンが関係している可能性があります。

・大腸がんのリスクを下げるマイオカイン

健康との関連で注目されているもうひとつのマイオカインに、「スパーク（SPARC）」と呼ばれる物質があります。

以前から、よく運動する人は、大腸がんになりにくいという研究報告がありました。その理由のひとつは、腹筋が鍛えられているために、大腸がんの危険因子である便秘になりにくいからではないかと考えられていました。

一方、マイオカインであるスパークが初期の大腸がんにおいて、がん化した細胞を自死（アポトーシス）に追い込む働きがあることが報告されました。

スパークを、培養した大腸がんの細胞に与えると、がんは成長しません。それどころか、縮小していくのです。

また、ヒトを対象とした研究で、自転車こぎ運動を1時間ほど行うことで、血中のスパークの濃度が上昇することも確かめられています。

筋肉をよく使い、スパークがたくさん血中に放出されていることで、運動好きな人は大腸がんになりにくいのではないかという仮説も可能です。

結論はこれからの研究を待つ必要がありますが、このように最近の研究の進展によって、筋肉の新たな役割が次々に解き明かされつつあります。

・筋肉があれば寿命を延ばせる可能性

がんが進行すると、筋肉量が減り、体がやせ細っていきます。こうした現象を、「悪液質による筋萎縮」と呼びます。がんなどが原因となって、体液中に筋萎縮を引き起こすような悪い物質が増えてしまうと考えられています。

一方、がんになっても、筋肉をしっかり維持できれば長生きできる可能性があるという、２０１０年に発表された有名な研究があります。

マウスの皮膚にがんを移植して、そのままにしておけば、筋肉量がみるみる減っていきマウスは死んでしまいます。しかし、同じ移植をしたマウスに筋肉増量剤を与えて筋肉量を増やしてやると、筋肉量を増やさなかったマウスよりもはるかに寿命が延びました。がんをもちながら、正常なマウスと寿命は変わらないほどでした。

つまり、がんに罹《かか》っても、筋肉の減少を抑制できれば、その分だけ延命につながる可能性があることがわかってきたのです。そのしくみはまだ解明されていませんが、何らかのマイオカインが関わっている可能性もあります。筋肉をしっかり維持することがいのちに直結するというのは、このような研究からもいえます。

私自身がんになり、まさに筋肉がやせ細っていくという体験をしています。同時に、スロトレを実行することで、いかに筋肉を保っておくことがいのちにとって大事かを、身をもって体験したといってもよいでしょう。

④筋肉は免疫力を高める

筋肉と免疫力とを直接的に結びつけるエビデンスは、いまのところないといってよいでしょう。しかし、実際に筋肉を鍛えることが、免疫力アップに役立つ可能性があることは間違いありません。

筋肉は、前述のように体の熱源、ストーブとして働きます。筋肉を使うことで、より多くの熱を産生し、体温が上昇すれば、それが免疫力を高めることにもつながっていくでしょう。

筋トレによって、体温を産生する能力が上がり、血流がよくなれば、その血流に乗って、多くの細胞に栄養と酸素が送り届けられます。その血液の中に、免疫機能を持った白血球が存在し、その白血球が体の中をめぐってパトロールしているわけですから、血流がよくなることで、免疫が働きやすくなることはいうまでもありません。

若い人を対象にした研究で、適度の運動をさせると、ナチュラルキラー細胞(ウイルスに感染した細胞やがん細胞などを排除するリンパ球の一種)の数が増えることがわかっています。

ただし、別の研究では、運動をやりすぎた人と、適度に運動した人、運動しなかった人とで比べると、適度に運動する人がいちばん呼吸器感染症にかかりにくいということが報告されています。呼吸器感染症に最もかかりやすいのが、運動をやりすぎた人なのです。トップアスリートは、運動をしすぎているために、カゼをひきやすかったりします。ですから、何事も無理をしないということが大事です。

⑤筋肉は水分を蓄える

人体の約6割は水分です。このうちの約8割は筋肉に保持されているので、筋肉はダムのような役割をして「水分の貯蔵庫」ともいわれます。

ですから、筋肉量が多ければ多いほど体内の水分量は多くなります。逆に、筋肉量が少ない人ほど、蓄える水分量が少なく、脱水症を起こしやすくなります。高齢者に熱中症が多い理由のひとつは、筋肉量の減少です。また、脱水は熱中症だけでなく血栓をつくりやすくするため、脳梗塞や心筋梗塞にもつながると考えられます。

スロースクワットは健康寿命を延ばす

骨粗鬆症《こつそしょうしょう》は、骨が弱くなり、骨折しやすくなる病気です。高齢化の進行とともに、骨粗鬆症に悩むかたが増えています。病状が進行していけば、セキやくしゃみをした衝撃で、骨がつぶれてしまうこともあります。転んで骨折し、寝たきりになることが認知症の発症や要介護につながっていきます。

筋肉と骨の関連について、日本人の高齢者数千人を対象に調べた研究があります。それによると、「筋肉の多い人ほど、骨密度が高い」という相関関係があることがわかります。筋肉がしっかりある人ほど、骨も強いということです。

ただし、これは、両者の間に相関関係があることが確かめられただけで、筋肉がしっかりついているから骨が強くなるのか、それとも、骨格ががっちりしているから筋肉質になりやすいのか、その点についてはわかりません。

素直な解釈としては、筋肉が強ければ、日常的に骨にも強い力学的な刺激が作用して骨密度も増すのではないかと考えるのが自然でしょう。

いずれにしても、日頃から筋肉を鍛えておくことが大事であることはいうまでもありません。なにより、足腰の筋肉がしっかりしてくれば、転倒の危険を大きく減らすことできます。そうすれば、転倒による骨折の危険を減らすことにもつながります。

10年ほど前の北欧の研究になりますが、中高年の太もものサイズと余命の関係を調べた論文があります。それによると、**太もものサイズが大きいほど、余命が長いと報告されています。本書が提唱するスロースクワットは、太ももを重点的に鍛えるものです。スロースクワットは、健康寿命を延ばすトレーニングといってよいでしょう。**

第5章

がんサバイバーになって気づいたこと、考えたこと

体力には自信があったので がん宣告は青天の霹靂《へきれき》

健康には、自信がありました。長年にわたり体も鍛えてきましたし、健康診断でも特に異常を指摘されたことはありません。食事にも気を遣ってきました。

ですから、自分ががんになるとは思ってもみませんでした。がんの宣告を受けたときは、さすがに驚きました。

ただ、がん宣告のショックで気が動転したり、ガックリ落ち込んだりすることはありませんでした。むしろ「しょうがないな」という気持ちで、事態を冷静に受け入れていました。がんという病気は、いつ誰が罹《かか》ってもおかしくない病気です。いくら健康に配慮していても、体を鍛えていても、罹ってしまうときはあるので、それはそれで仕方ないと。

実は、悪性リンパ腫のステージ4だったと私が知るのは、3回目の入院治療を終えたときだったと思います。それまでは、悪性リンパ腫の中でも、症例が少なく、進行の速い、かつ予後の悪いタイプとだけ聞いていました。

最初の宣告のとき、ステージ4と教えられたら、どう自分は感じたろうかと、自問してみました。しかし、おそらく、「しょうがないな」という感想に変わりはなかったろうと思います。ただ、血液がんと固形がんでは、そもそもステージの意味合いが違いますので、ステージ4とはいってもあまり深刻ではないかもしれません。

その後、生命の危機を感じた瞬間が何度かありました。

悪性リンパ腫の診断を受け、最初の入院治療に入る前のことです。腹水《ふくすい》がおなかにたまり、肺にも胸水《きょうすい》がたまっていました。横になると、背中が痛くてたまりません。夜中、トイレに立つと、肺の中の水の位置が変わるので、呼吸がしにくくなります。息をしようと思っても、呼吸が全くできないときがありました。

このときは、自分はとても危ないところにいるのだと実感しました。

悪性リンパ腫は血液がんのひとつで、白血球の中のリンパ球ががん化したものです。最終診断名は、「びまん性大細胞型B細胞リンパ腫」でしたが、最初は「原発性体《たい》腔《こう》液リンパ腫類似リンパ腫」というめずらしいタイプかもしれないとされていました。

あまりリンパ節に腫れが出ないタイプで、気づかないうちに、がん細胞が全身に散らばっていました。

1回目の入院時、分子標的薬（がん細胞の表層にある特定のたんぱく質に結合するように設計された抗体）と4種類の抗がん剤を併用する治療を1カ月かけて行いました。この治療が劇的に効いたように思います。自分の体から、がんが抜けていく感覚、体が解放されていく感覚が確かにあったのです。担当チームの狙い通り、標的をきちんと捉えることができたのでしょう。

その後も、残っているがん細胞をなるべく減らすために、分子標的薬と抗がん剤の複合投与を合計6クール行いました。その間、2回目の入院をし、自家移植のための骨髄造血幹細胞《こつずいぞうけつかんさいぼう》を採取しました。

そして最後の3回目の入院で、再発を防ぐための最終治療として「骨髄造血幹細胞自家移植」を行いました。

保存しておいた造血幹細胞を移植する前には、それまでの抗がん剤とはタイプの違う抗がん剤を3日間連続で超多量投与しました。移植の前に、残っている造血幹細胞を根絶やしにするためです。しかし、この段階で一時的に免疫機能がほぼゼロにまで落ちるので、感染症や基礎疾患がなく体力が十分にあることが条件になります。しかも、約1カ月間、無菌室に閉じ込められることになります。

このときは抗がん剤の多量投与の副作用で、心臓に締め付けられるような痛みが生じ、心房細動まで起こりました。ほかにも髪と体毛がすべて抜けるなどの副作用がありましたが、新しい造血幹細胞が根付いたのを確認し、1カ月間の治療を終えて退院できました。

主治医とスタッフのみなさんの最適な治療のおかげであることはもちろんですが、私自身、長年のトレーニングによる基礎的な体力があったからこそ、きびしい治療を乗り切ることができたのでしょう。

さらに、無菌室の中でも「スロースクワット」をやっていました。

そもそも抗がん剤は、細胞のたんぱく質合成を抑える作用があるので、筋萎縮を助長してしまうのです。しかし、スロースクワットのおかげで、退院時には比較的楽に歩くことができました。

肝臓に新たながんが見つかった

悪性リンパ腫の治療の予後はきわめて順調で、4年間、再発のきざしも全くありませんでした。

しかし残念なことに、2020年の夏の終り、再びがんが見つかりました。悪性リンパ腫のときもそうでしたが、私は最初異変に気づかず、無理してしまうパターンを繰り返してしまいました。そこは、やはり反省しなければいけないでしょう。

その夏は、体調がややすぐれない日々が続いていました。暑い日が多かったので、熱中症ではないかと勝手に解釈し、それ以上自分の体調を気遣うことはありませんでした。というのも、8月末に世界の高校生に向けて英語でオンライン講義をするという仕事があり、その準備もあって、気づかぬうちに無理を重ねていました。

無事講義も終わり、9月のはじめ、庭木に水をやっているときに、明るい日差しのもとで、腕の皮膚がやけに黄色いことに気づきました。

そういえば、最近尿が妙に黄色い、というよりオレンジ色に近くなっていることに思い至りました。みぞおちの辺りが痛くて、なかなか寝られないこともありました。原因もわからず全身が痒《かゆ》くなることもありました。

これは、ひょっとして……と、近くの医院で調べてもらうと、黄疸《おうだん》でした。悪性リンパ腫の再発も考えられましたから、その日のうちに東大病院を受診すると、そのまま入院。結局、2カ月間、帰ってこられませんでした。

悪性リンパ腫の再発や転移ではなく、肝臓の肝門部というところの胆管《たんかん》に、新たにできたがんでした。診断名は、「肝門部胆管がん」。

肝門部というのは、肝臓の中の胆汁を通す管（胆管）が集まった出口にあたります。この部分の胆管にがんができて胆管が閉塞してしまうと、胆汁を十二指腸に排出できなくなり、肝臓内に貯留した胆汁の分解成分であるビリルビンが血中に蓄積することで黄疸が生じます。

肝臓は「沈黙の臓器」といわれますが、多くの場合、こうした症状が出てはじめてがんであることがわかるようです。言い換えると、がんが発見されたときには、すでに病状がかなり進んでしまっているということになります。

がんは肝臓内部の胆管へと広がりつつありました。肝臓全体に広がったら助かりません。どこまで広がっているかを調べ、その部分を完全に切除可能なら根治を目指せます。できなければ、抗がん剤と放射線で対処するしかありません。

さまざまな検査の結果、肝臓の左側の３分の１に相当する部分には、まだがんが広がっていないことがわかりました。ならば、切除で根治が可能ではないかという結論になりました。


肝臓を部分的に切除する場合、術後、残された肝臓がちゃんと修復・再生して大きくなるまでもつかどうかが問題です。私の場合、３分の１しか残っていませんから、十分に再生が進まないうちに肝不全に陥るおそれもありました。

再生の余力を高めるため、切除手術の前に、肝臓を太らせる治療が行われました。肝臓に栄養を送る２本の肝門脈のうちの１本を塞ぎ、手術で残す肝臓の側だけを、前もって肥大（代償性肥大）させておくのです。この手術を肝門脈塞栓術《かんもんみゃくそくせんじゅつ》といいます。

実はこれがつらい治療で、二度と受けたくないと今でも確言できるほどのものでした。背中の動脈からカテーテルを肝門脈まで入れてつめものをするのです。カテーテルの操作は、レントゲンでその位置を確認しながら行います。そのとき「息を吸って止めてください」といわれるので、本人が覚醒していないとできません。これを繰り返しやり、肝門脈が完全に閉塞するまで、結局5時間ぐらいかかりました。局所麻酔はしましたが、動脈の中を異物が通る感覚があるので、痛いというか、とても嫌な感じでした。

私はこれまで、研究のために、マウスやラットの特定の筋肉を太らせるという手術を数え切れないほど行ってきました。協働筋を切除することで、目的の筋肉を代償性肥大させます。今度は、同じようなことを自分がやられることになったのです。ばちが当たったのかな？　と思ってしまいました（苦笑）。

2度死んでもおかしくなかった

悪性リンパ腫での1回目の入院後に足腰の衰えを実感して、その後の2回目、3回目の入院時や、肝門部胆管がんの手術の前後にも、スロースクワットを柱とした筋トレを続けてきました。

近年では、がんに限らず大きな手術の前後には、しっかりと筋トレなどの運動を行って体力をつけるとよいという考え方が広まってきています。

私自身も、肝門部胆管がんの手術日の約3週間前から、定期的な筋トレを始めました。スクワットはもちろんですが、自転車エルゴメーター（エアロバイク）や、呼吸筋のトレーニングも行いました。

予定されていた手術では、みぞおちの下からおよそ40㎝にわたって大きく腹部を切り開きます。筋力が足りないと、このような手術後には、横隔膜の上げ下げがうまくできなくなってしまう人もいるのです。そうした障害を避けるため、前もって専門の器具（簡単な器具ですが）を使って呼吸筋を鍛えます。

吸気の体積を測りながら、目標値まで息を吸っていきます。これを、1セット10回、1日3〜5セット。私は、普通の患者さんよりも吸う力が強く、器具の上限値の2・5ℓを1日10回、朝昼晩やっていました。

呼吸筋のトレーニングだけに限りませんが、こうしてさまざまな「プレコンディショニング」を行い、筋力・体力を少しでもアップさせておくことが、手術の成功や予後を左右するとされています。

スロースクワットも、もちろんメニューに入っていました。

このときは、本書で紹介しているスロースクワットより、少し刺激の強い方法で行いました。

それは、4秒かけて腰を落としたら、そこで4秒キープ（ここが本書で紹介のスクワットよりきつい部分）、次に4秒かけてゆっくり立ち上がるというものです。これを8回×3セット行いました。

スロースクワットを行うのは週に2〜3回、合間に体幹や上肢のトレーニングを挟むようにしました。また、以前共同研究も行ったことのある、立派なリハビリ室に赴き、エアロバイクこぎなども行いました。

10月21日に肝臓と胆管の切除手術。12時間以上かかる大手術でした。

一人の人間の周囲に執刀医、麻酔医をはじめとして何人もスタッフがつきそい、12

〜13時間という長い時間をかけて手術を成功まで導いてくれたのです。主治医の先生やスタッフのみなさんにはいくら感謝してもしきれません。

術後2日目までは集中治療室。その後病室に戻ると直ちに、全身にチューブを9本つけたまま、ベッドから立ち上がって、また腰を下ろすという「イスから立つだけスロースクワット」を始めました。最近の臨床研究では、術後もできるだけベッドに寝ている時間が少ないほうがよいとされているそうです。

術前、術後の筋トレのかいもあって、11月7日に退院。術後これほど短期のうちに退院できる例はまれだそうです。横隔膜の上げ下げにも全く問題は起こりませんでした。

このように書いてしまうと、術後から直ちに元気満々という印象を受けてしまうかもしれません。しかし実際はというと、傷口は痛く、おなかは重く、とてもしんどかったのです。おそらく知識がなかったら、安静にしているだけで、筋トレなどしなかったでしょう。知識は大事です。この本を書いた理由もそこにあります。

検査で肝臓のCT画像を撮影すると、腰部のインナーマッスルである大腰筋《だいようきん》がいっしょに写ります。

東大病院では、この大腰筋の太さと、手術後の回復の速さとの関係を調べていました。私の大腰筋も、データの一例に加わりました。

多くの患者さんのデータの分析から、大腰筋が太いほど、つまり体幹の筋肉がしっかりしているほど、術後の回復が速いことがわかってきたということです。

実際、私自身の大腰筋はかなり太かったらしく、そのおかげで早期の退院が可能となったのかもしれません。

こうして私は、無事に、元気な体で自分の家に帰ってくることができました。筋肉を鍛えていなかったら、私のようなケースでは2度死んでいてもおかしくなかったかもしれません。

筋肉はいのちを救う大きな助けになる

実際に、困難ながん治療と手術を経験して、「筋肉をしっかり維持しておくことが、

いのちを助ける大きな力となる」と改めて実感するようになりました。

大腰筋の太さが回復の重要なカギとなるように、いかに日頃から筋肉を鍛えているかが、いざというときにも生きてきます。

私自身も体験しましたが、筋トレが大きな手術の成否を左右する要因のひとつとして認められて、治療の過程の中に組み込まれるケースが増えています。

手術前の筋トレ（プレコンディショニング）と、手術後の筋トレ（リハビリテーション：リハビリ）の両方が、手術の成功率や回復速度を左右する重要なファクターと見なされるようになってきているのです。

もし、みなさんがこれから大きな手術をお受けになるとしたら、こうした情報を役立てていただければ幸いです。

ただ、現在では、どの病院でも術前のプレコンディショニングや術後のリハビリに筋トレを取り入れているわけではないでしょう。

そうした場合でも、スロースクワットであれば、無理のない範囲で病室で行うことが可能です。

むろん、主治医や担当の理学療法士と相談したうえでのことになりますが。

がんと筋肉の関係については前にご紹介しましたが、もう少し詳しくお話ししておきましょう。今後研究が進めば、がん治療においても筋肉を鍛えることが重要となることがより確かになってくると思います。

先に紹介したマウスの実験では、がんを移植されたマウスは、筋肉が萎縮し、急激にやせ細っていきます。移植後15日から死亡するマウスが増えはじめ、35日までに全滅します。

このマウスに、筋肉増強剤（正確には、筋の成長を抑制しているしくみをブロックし、筋肥大を誘導する物質）を投与すると、がんの成長自体には差が生じなかったにもかかわらず、移植後35日の時点で、まだ80％以上のマウスが生存していたと報告されています。

この実験から、がんの進行による死亡に、筋肉量の減少が密接に関連していることがわかります。また、がんと共に生きるような状況になっても、筋肉を減らさなければ長生きできる可能性もあるといえるでしょう（※）。

※ Zhou X, Wang JL, Lu J, Song Y, Kwak KS, Jiao Q, et al. Reversal of cancer cachexia and muscle wasting by ActRIIB antagonism leads to prolonged survival. Cell 2010,142:531-543.

私たちの研究では、高齢になっても、スロトレを行うことで、筋肉が増え筋力がアップすることがわかっています。

平均年齢約70歳の高齢者を対象とした研究では、30％1RMの負荷強度、13回×3セット、週2回、3カ月のスロトレ（ひざ伸展運動）の効果を調べました。

その結果、大腿四頭筋《だいたいしとうきん》の横断面積が平均で約5％増加し、顕著例では約8％増えました。また、ひざ伸展筋力は平均で約20％増加しました。この研究での最高齢は82歳のかたでした。

加齢によって、大腿四頭筋は40〜50歳代以降に年約1％の速度で落ちていきますが、3カ月スロトレをすれば、5％の筋肉を取り戻すことができるのです。

言い換えると、スロトレ3カ月で筋肉は5歳分若返ったことになります。このような効果こそ、真の「生理学的アンチエイジング」と呼ぶことができます。

この研究では、マシンを用いたトレーニングを行いましたが、その後の平均年齢70歳の高齢糖尿病患者さんを対象とした研究で、本書で紹介するような自重スロースクワットでも、同様に大腿四頭筋が増え、筋力も増すことが示されました。

歳を取るにつれて、私たちはがんになりやすくなっていきます。だからこそ、ロコ

モ・フレイル予防としてだけでなく、がん対策としても、ご高齢のかたにスロースクワットをお勧めしたいのです。

がんを経験して気づいたこと、考えたこと

大きながんを経験し、気づいたことがあります。

ひとつは、朝、起きたとき、「今日もちゃんと生きている」と感じることです。これは、当たり前のようで、実は当たり前のことではないのではないか。まず生きていることに感謝して、1日を始めるようになりました。

12時間以上にわたった肝門部胆管がんの手術中の記憶は、もちろんありません。手術台のうえでガスを吸って、呼吸を整えているうちに、暗い穴の中へ落ちていきました。

「息を吐くように意識してください」という麻酔医の言葉は覚えていますが、次に目覚めたときには、集中治療室でした。

長時間の手術を経験して、自分が死の間際まで近づいたという感触がありました。死は、すぐそこにあったといってもいいでしょう。いわば、三途《さんず》の川の近くまで行っていたのです。

私の場合、幸いにして帰ってくることができましたが、「このまま目覚めることなく死ぬこともあるんだな」とも思いました。ですから、毎朝、目覚めてベッドから起き上がり、背伸びをし、朝日を浴びると、生きていることをしみじみ実感します。

同時に、「生きているのはこんなに楽なことなんだ」と感じるようにもなりました。思えば、発病する以前の私の体調や生活ぶりは、楽とか、快適とはほど遠いものでした。

毎晩、睡眠時間を削って遅くまで仕事をこなし、朝は、無理やり目覚ましで起きる。起きたときから、何となく体がだるいのです。だるいながらも、体を忙しく動かしているうちに体も心もごまかされて、なんとかかんとかやっていく。そんな日々が何日も、いや、何年も続いていたのです。

仕事に追いまくられていると、ときどき、しんどくなることがありました。仕事を続けていくことが重荷になる瞬間が、ふと訪れることがあったのです。

しかし、だからといって、仕事をやめるわけではありません。自分は仕事を投げ出さないだろうということもわかっていました。だからそれでも仕事は続いていく……。

こうした急ぎ足の生活が、それと気づかぬうちにストレスとなっていたのでしょう。ストレスは自然免疫の機能を低下させます。がんは細胞増殖の過程のミスで発生した異常な細胞が原因となります。ストレスによって自然免疫が低下すると、そうした異常な細胞を早期に排除できなくなり、がんにもなりやすくなると考えられます。

どこかで、もっとゆったりとした、スローな生き方を選択すべきだったのでしょう。それに気づくのが遅かったため、病気を招き寄せてしまったのかもしれません。

いまは、できる限り急がずに、その日その日にできることをできる範囲でやる、「スローな生き方」を心がけています。

といいながら、2回目のがんの兆候である黄疸が生じる寸前まで、やはり仕事の準備で無理をしていたのですから、人間はなかなか変われません。しかしそれでも、急ぎすぎがよくないことは、以前よりはよく理解できているはず……。

自戒の意味もこめて、私自身がどんな生き方を心がけているか、最後にまとめておきましょう。

〈私なりのスローな生き方〉

・仕事優先より体調優先

以前なら、多少体調が悪くても仕事優先でやってきました。さすがにこれでは体がもちません。いまは無理をせず、体と相談しながら、休み休みを心がけています。

・時間がきたら、仕事をシャットダウン

研究・実験・講義・会議・講演・取材・執筆・ときにテレビ出演……仕事を抱え過ぎて、無理を重ねてきた感があります。予定の仕事が終わらなかったら、睡眠時間を削って仕事をこなしてきました。今日のうちにできるだけのことをやっておきたいと、がんばりすぎていたようです。

しかしいまは、時間がきたら、たとえ予定の仕事が終わっていなくても「今日の分はここで終わり」、これを心がけるようにしています。

・朝の自然な目覚めを大事にする

睡眠不足と疲労が抜けきらないせいもあったでしょうが、以前はスッキリ目覚められたことがありませんでした。目覚ましが鳴り響いて、ようやくのっそりと起き上がるのです。

病気をしてからは、朝がきて、自然に目が覚め、起きることを大事にしています。そのためには早く寝なければなりません。早く寝れば、自然に朝早く目覚めます。こうして生活リズムがよい循環になっていきます。

・食事は3食規則的に

以前から、食事内容と栄養にはそれなりに配慮してきたつもりでしたが、食事時間はけっこう不規則でした。夜遅くの食事は体の負担となることが知られていますが、なかなか軌道修正はできませんでした。

しかし、現在は、朝昼晩の3食をほぼ決まった時間に食べるようになっています。

こうしてみると、当たり前のことばかりなのかもしれません。しかし、その当たり前のことを、以前は「できなくて当たり前」のように考えていたきらいがありました。できなかった当たり前のことを、いまはできるように心がける日々。自分でもずいぶん変わったと感じます。

読者のみなさんが、もし自分はがんばりすぎている、そんな自覚がおありになるなら、一度ご自分の生活や人生を振り返ってみるとよいでしょう。

私は、自分が病気をするまで気づけませんでしたが、病気になる前に気づいてもよいはずです。そのほうがずっとよい。

もちろん、仕事や家事や教育で忙しく、いますぐには手を抜くわけにいかないというかたも、たくさんいらっしゃるでしょう。そうしたかたに、仕事をやめたり中断したりすることを勧めるつもりはありません。ただ、ときどき振り返って、疲れすぎていないか、がんばりすぎていないか、自問自答してみることが大事だと思います。

そのうえで、もう少しスローな生き方は選択できないものか考えてみましょう。リフレッシュする時間をもち、忙しい合間を縫って、少しずつでかまいませんから、筋トレも始めてみましょう。

がんばりすぎているかたは、おそらく運動する余裕もないでしょう。とすると、あなたの足腰はかなり弱りつつあると思われます。

スロースクワットは、そんなあなたをきっと助けてくれます。

体を動かすことは、心にも余裕をもたらしてくれるでしょう。最初は1日1セットでもかまいません。2分とかからないでしょう。それを週2回。できないはずはありません。

仕事や子育てに一区切りついて、もう十分にがんばってきたというみなさんにも一言。

まだまだ人生は長く続きます。マラソン競技でいえば、まだ折り返し地点です。足腰が弱ってきたなという自覚があるようなら、運動の手始めとして、スロースクワットを日々の友としてはいかがでしょう。弱った足腰を鍛えておくことが、あなたのこれからの人生を豊かにしてくれると信じて。

おわりに

運動は生きる力を根源から引き出す

本書では、「スロースクワット」の効果と方法を中心として、筋肉を鍛えることが生命にとっていかに重要かをお話ししてきました。

最後に、本文の中では十分に言及できなかった、「体を動かす」ということの意味についてふれておきたいと思います。

私がこれまでの筋肉研究を通じて実感しているのは、筋肉を使うことは、単に手足を動かしたり、体を移動させたりすることにとどまらないということです。
体を動かすこと自体がひきがねとなって、私たちの体の中に備わっているさまざまな力を引き出すことができると考えられます。つまり、体を動かすことは、神経や筋肉に限らず、全身を同時に活性化することにつながります。

例えば、気分が落ち込んだときに、なかば無理やりにでも体を動かすようにすると、気分が変わるという経験をしていらっしゃるでしょう。このような場合には、比較的単調な運動を繰り返すのが効果的といわれています。筋トレはまさにそういった運動に該当します。

運動したあとの爽快感によって、心の状態がポジティブに転じることもしばしばあるでしょう。この場合には、交感神経をすばやく活性化するような、強めの運動が効果的です。スロトレは必ずしも強い運動とはいえませんが、このような効果がとくに大きいことがわかっています。

落ち込んだときにじっと考え込んでも、ますますネガティブなスパイラルにはまってしまうことが多いものですが、運動は心の別な面を開かせてくれます。体を動かすと、心の状態をマイナスからプラスに転換させる力が働くといえるでしょう。

それは、たんに気分転換に留まるものではありません。運動は、生きる力を命の根源から生み出す効果がある、そう私は信じています。

スロースクワットが豊かな人生を創造する

人口の28％以上が65歳以上で占められる、超・超高齢社会を迎えた日本においては、高齢者も社会に参加し、社会のために力を発揮する時期を長くしてゆく必要があります。同時にそれは個人の幸福にもつながります。

だからといって、「社会貢献しなくては」と意気込んだり、がんばりすぎたりする必要はありません。まず、ご自身が健康であること自体が第一の社会貢献となり、ご家族や周囲のかたたちに幸福をもたらします。

積極的に体を動かすことによって、健康長寿が可能になります。生き方も運動もスローでいいので、心身ともに元気であり続けましょう。

繰り返し申し上げてきた通り、筋トレに手遅れはありません。本書で紹介した「スロースクワット」を今日から始めてみませんか？

私がみなさんに筋トレをお勧めする理由は、筋肉を鍛えていただくことそのものにあるわけではありません。筋トレを通じて元気になった体を活かし、人生や社会と積極的に向き合い、豊かな毎日を創造していただきたいがためです。いくつになっても、それは可能です。

筋肉は、転ばないように私たちの体を支えてくれるものですが、同時に、充実した人生を支えてくれるのも、また筋肉なのです。

著者記す

石井 直方（いしい なおかた）
1955年、東京都出身。東京大学理学部生物学科卒業、同大学院博士課程修了。理学博士。東京大学教授、同スポーツ先端科学研究拠点長を歴任し現在、東京大学名誉教授。専門は身体運動科学、筋生理学、トレーニング科学。筋肉研究の第一人者。学生時代からボディビルダー、パワーリフティングの選手としても活躍し、日本ボディビル選手権大会優勝・世界選手権大会第３位など輝かしい実績を誇る。
少ない運動量で大きな効果を得る「スロトレ」の開発者。エクササイズと筋肉の関係から老化や健康についての明確な解説には定評があり、現在の筋トレブームの火付け役的な存在。著書に『スロトレ』（高橋書店）、『筋肉革命』（講談社）など多数。

いのちのスクワット
2度のがんから私を救った

2021年11月24日　第1刷発行
2022年10月 4 日　第2刷発行

著　者　石井直方
発行人　室橋一彦
編集人　髙畑　圭
発行所　株式会社マキノ出版
〒103-0025 東京都中央区日本橋茅場町3-4-2
KDX茅場町ビル4階
電話03-5643-2410
ホームページ https://www.makino-g.jp/
印刷・製本　大日本印刷株式会社

ISBN 978-4-8376-1415-9